先端遺伝子学・長寿医学が導いた！

頭の老化に効く食品
体の老化を止める食品

国立健康・栄養研究所名誉研究員
茨城キリスト教大学教授　医学博士

板倉弘重

青春出版社

はじめに

不思議なことに、同じ年齢にもかかわらず、明らかに若々しい人と、ずいぶん老けて見える人がいます。また、見かけだけの問題ではなく、頭の働きや身体の機能についても、いつまでも溌剌《はつらつ》とした人と、かなり衰えてしまう人がいます……。このように人によって「老化の速度」は、ハッキリと異なるということが、まずわかります。

では　ちょっと想像してみてください。

それは、10年後の「2人のあなた」。

1人は、ぐっと老化が進んで老け込んでいるあなた……。

もう1人は逆に、ほとんど加齢を感じさせない健康そうなあなた……。

　この劇的な違いは、実際にある可能性なのです。人間の「若さ」は、生まれながらの要因や個体差だけでは決まりません。同じ人でも、老化の進む速度は格段に変わってくるのです。では、いったいこの差は、どこでついてしまうのでしょうか？

　私は、そのひとつに、生きていくうえで欠くことのできない「食」の問題があると思うのです。

　近年、老化や寿命に関する研究は、あらゆる分野でめざましい進歩をとげています。

　よく新聞で目にする「ゲノム（遺伝子情報）」の解読もそのひとつで、遺伝子や細胞レベルの働きを研究する「医学・生命科学」は急激に発展しています。

　老化は、どのようなメカニズムで起きるのか？　それがわかれば、老化を遅らせることができる。もしかしたら、老化を「止める」ことも可能になるかもしれません。いまはまだ、すべてを解き明かしてはいないものの、その最新成果がもたらす可能性は、計り知れないものがあります。

また、その新しい医学からの成果は、科学の場だけではなく、私たちが個人個人の生活のなかで、よりいっそう活用できるものかもしれません。そのなかでも非常に重要なのが、生活習慣、とくに「食」の工夫なのです。

以前から「長寿食」という言葉はありましたが、こうした「食」からのアプローチが、老化抑制への有効な一手であることが、いよいよ裏づけられてきたのです。そして現在、老化を抑制する食品の研究が、さらに活発になってきました。

本書では、こうした最先端の老化をめぐる研究とともに、これから注目をあびる食品、新たな発見により見直される食品について、具体的に紹介していきたいと思います。
あなたの未来を左右し、老化をくい止める「食」について、より関心を持ってください。本書が、あなたにとっての「不老長寿の特効食」を見つける一助になれば、と願ってやみません。

平成十二年十二月

板倉　弘重

◆「頭の老化に効く食品 体の老化を止める食品」◆

目次

2章 老化の原因・活性酸素を退治する食品 87

4章　老年病や生活習慣病を予防改善する食品

本文デザイン・図版作成／ハッシィ

序章

最新長寿医学が解明した「老化のメカニズム」

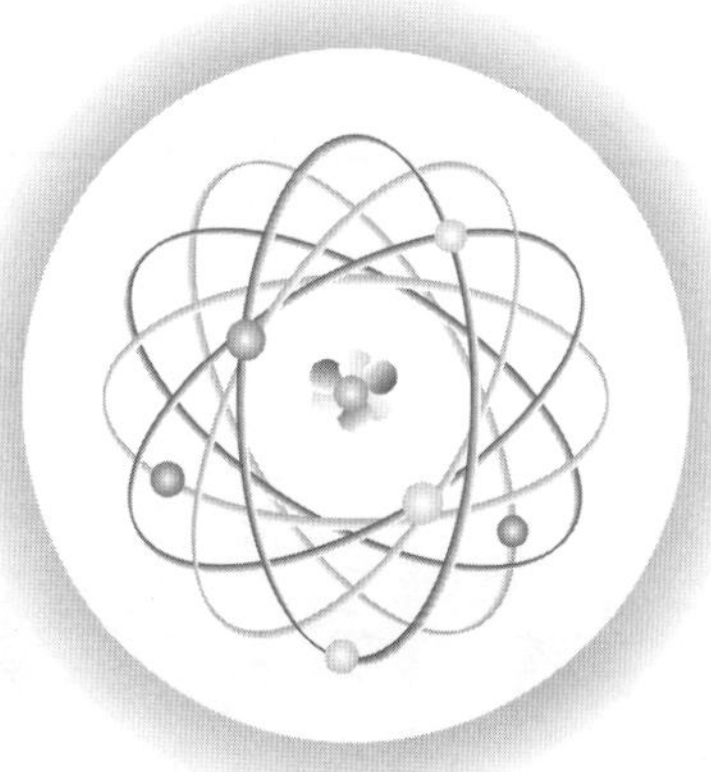

「理想的な老い方」を目指して

生涯現役、いつまでも元気で健康に長生きしたいという切なる願いを表現したものに、「ピンピンコロリ」という言葉があります。

いくつになってもピンピンしていて、お迎えが来たらコロリと逝《い》く、これが理想的な老い方あるいは死に方であると、古くから考えられてきたことがうかがえます。

この「ピンピンコロリ」を現代風にいいかえると、「サクセスフル・エイジング」。日本語にすれば「成功老化」という意味になります。

年齢とともに心身のさまざまな機能が低下していきます。それじたいをストップさせることはできませんが、できるだけ若いころの活動力を維持しながら、心身の機能を高いレベルに保ちながら年を重ねていく、これを成功に満ちた老化、つまり「サクセスフル・エイジング」と呼ぶわけです。

たんに長寿であるというだけでなく、心身の若々しさを保ちながら長い人生の質を高めること、老いにともなう病気から無縁でいることを目標とするのが、まさに「サクセスフル・エイジング」の考え方といえるでしょう。

世界一の長寿を手に入れた私たち日本人にとって、

「どうしたらいつまでも若々しくいられるのか」

「どうしたら老化をストップできるか」

が、人生の最大のテーマになったといえるのではないでしょうか。

まさに、老年期ではなく、青年期や壮年期を長くすることで長生きしたい、と誰もが切望しているのです。

本書では、その「願い」を食の面から探っていこうと考えています。

どの食品があなたの老化をストップしてくれるのか、最新の医学的データとあわせて紹介していきたいと思います。

めざましく進む老化と寿命の研究

たとえば、「脳の細胞は成人するころまでに完成し、それ以後は分裂増殖しない」というのが、いままでの常識でしたが、その常識がくつがえされたのです。神経幹細胞と呼ばれる細胞が、運動などの刺激があると新生することが明らかにされました。

これまでは、病気や事故などで脳に損傷を受けたら、脳の神経細胞は二度と修復されないと考えられてきたのですが、神経幹細胞を培養して損傷した部分に移植するという治療法が可能になるのではないかとされています。

それによって近い将来には、老年性痴呆《ちほう》やアルツハイマー型痴呆、パーキンソン病などの効果的な治療法が確立するかもしれません。

また、羊のドリーで有名なクローン動物の研究から、細胞の老化と寿命についての新たな発見がなされています。

クローン動物とは同じ遺伝情報を持った複数の動物のことで、以前は少し成長させた受精卵を分割して、人為的に双子や三つ子を作るという実験が行なわれていました。しかし、ドリーの場合は、6歳のメスの乳腺細胞を取り出し、その細胞を1匹の羊にまで成長させたのです。いわば、もとの6歳のメス羊とドリーとは親子でもあり、同じ遺伝子を持つことから兄弟でもあるわけです。

このようなクローンの研究から、すでに成長し、分裂をくり返した個体の細胞から作ったクローン動物は、通常の受精卵から生まれた個体に比べて短命であることもわかってきました。

あとで詳しく紹介しますが、細胞や遺伝子といったミクロのレベルの研究から、細胞は無限に分裂増殖できるわけではなく、分裂できる回数に限界がある、つまり細胞そのものに固有の寿命があることが明らかになっているのです。

さらに2000年6月には、人の「ゲノム」をおおまかに解読することに成功した、というニュースが新聞やテレビで報道されました。

ゲノムとは、DNAに刻み込まれた遺伝情報全体のことをいいます。人体の設計図の全体像が明らかになったということですから、さらに詳しい研究が進めば、これまでは困難であった病気の治療や新薬開発に、おおいに役立つに違いないと世界中の熱い注目を集めています。

寿命に関係する遺伝子がわかってきたので、老化を促進する遺伝子は抑え、寿命を伸ばす遺伝子を活発にしてあげようという研究が進められているのです。

もちろん、長生きの秘訣は何かを真正面から探る長寿研究も盛んです。

たとえば、世界的にも長寿で有名な沖縄は他の地域と比べてどんな違いがあるのかは、老化や長寿を研究する専門家たちにとって、たいへん重要なテーマとなっています。

この研究では、沖縄の人は豚肉や豆腐、ゴーヤ（ニガウリ）をよく食べる一方、塩分の摂取量は日本一少ない、という特徴的な食生活が長寿をもたらす要因になっているのではないかと考えられています。

また、センテナリアン（１００年を意味する英語のセンチュリーにちなみ、１００歳以上の人のことを指す）はどんな生活をしているのかの研究もされていますし、愛知県大府市には長寿医療研究センターが5年前に設立され、老化のメカニズムや長生きの秘訣を探っています。

70代、80代の老夫婦が仲むつまじく温泉めぐりをしていたり、陶芸や絵画などの趣味に打ち込んでいたり、健康で元気に毎日の生活を楽しんでおられる方も決して少なくありません。泉重千代さん、きんさんやぎんさんのように、１００歳を越える長寿を自分のものにした方も実際におられるわけです。

その一方、残念ながら、まだまだ働き盛りの40代、50代で、生活習慣病を抱えていたり、心身の健康を損なっている場合もあります。

いったい何が老化や老年病を促進させるのかがわかれば、それらを防ぐ手だても考えることができます。

そもそも老化とはどのようにして起こってくるのか、そのメカニズムはどうなっているのかがわかれば、老化の進行を遅らせたり、リスク因子を減らすこともできます。

では医学の最先端で、いま明らかになっている老化のメカニズムとはいったいどんなものなのでしょうか？　まずは、それを少し詳しく見ていきたいと思います。

老化の正体は何か？

そもそも老化とは何でしょうか？

年をとると、さまざまな面で若いころにはなかった変化が起こってきます。

その変化の程度は人によって異なります。また、髪がすっかり白くなってしまったが足腰はまだまだしっかりしているといったことがあるように、個人差でなく組織や臓器によっても老化の進み具合は異なります。

医学的には老化をどのようにとらえているのかというと、細胞の数が減少し、細胞の機能が低下することが老化の大きな特徴といわれています。そのため、心臓や腎臓、血管などの臓器の機能が低下したり、ホルモン分泌のバランスが悪くなったり、免疫系の働きが十分でなくなったりするわけです。

ただし、老化じたいは病気ではありません。個人差があるとはいえ、シミやしわ、老眼、免疫力の低下などは、加齢にともなって誰にでも起こる現象です。

つまり、まずはじめに、脳や免疫系なども含めた「体の機能の低下という老化」があり、これをいかにして、くい止めるか、遅らせるか、が私たちの考えるべきテーマになるのです。

加齢にともなう「老年病」とは

生体のさまざまな面で機能低下が起こるわけですから、それが病気につながりやすくなります。骨がもろくなる骨粗鬆《そしょう》症、視野が狭くなってものが見えにくくなる白内障などは、程度の差はあるものの、ほとんどの高齢者に現れます。血液の流れが悪くなって高血圧や心臓病を招いたり、免疫力の低下からウイルス感染しやすくなって、肺炎や尿路感染症などを引き起こす危険性が高まります。

老化じたいは病気ではないとはいえ、病気のリスクは高まりますし、それが寿命を縮め

◆高齢者に多く見られる慢性疾患とは◆

精神系	痴呆、うつ病
神経系	脳血管障害、パーキンソン病、変形性頸椎《けいつい》症
循環器系	高血圧、虚血性心疾患、うつ血性心不全、不整脈、閉塞性動脈硬化、大動脈瘤《りゅう》
呼吸器系	慢性閉塞性肺疾患、肺ガン、肺線維症、肺結核
消化器系	胃十二指腸潰瘍、胃ガン、胆石、肝硬変、肝ガン、大腸ガン
内分泌代謝系	糖尿病、甲状腺疾患
血液系	貧血、悪性リンパ腫、白血病
腎泌尿器系	腎不全、前立腺肥大、腎ガン、膀胱ガン、前立腺ガン
運動器系	骨粗鬆症、骨折、関節炎、リウマチ
感覚器系ほか	白内障、難聴、皮膚瘙痒《そうよう》症、歯周病

ることにつながりかねないのは、やはり否定することはできません。

こうした年齢にともなって顕著に増加する慢性疾患《しっかん》を「老年病」といいます。

高齢者に多く見られる慢性疾患を上に掲《かか》げてみましたので見てください。循環器系や消化器系、内分泌系、血液系の病気に加え、神経系や精神系の病気もリストアップされています。

この表を見ると、老年病は体のあらゆるところに現れる可能性のあることがわかると思います。

しかも、いくつかの病気を併発しやすいというのも、高齢者の病気の特徴です。つまり、血圧や血糖値も高いし、胃腸障害も起こっているし、目が見えにくく耳も遠い、といったことになりやすいのです。

これは、生体の機能が老化によって全般的に低下してしまうことが主な原因です。

また、病気になりやすく、治りにくいという特徴もあげられます。高齢になると、病気に対する抵抗力や基本的な体力が低下していますから、ちょっとしたことで体調を崩し、しかもなかなか回復できないわけです。

ですから、若いころなら数日寝ていれば治ってしまう程度の風邪をこじらせて肺炎を起こしてしまう、場合によってはそれが命に関わる事態を招《まね》くことにもなりかねない、といったリスクが高まるわけです。

心身のさまざまな面で老化が起こってくることは、誰ひとりとして避けることのできない現実です。老化の進行とともに老年病を発症しやすくなるのも事実です。

しかし、ある一定の年齢を迎えたら誰もが老化や老年病に悩まされる、というわけではないことに注目してください。

そこで、第2のテーマとして「加齢による老年病の発病」を、いかに予防するか、改善するかということがあげられます。

どのように「老化」は進むのか

では次に、老化は、なぜ、どのようにして起こってくるのでしょうか？

現在、老化のメカニズムとして有力視されているのは、大きく分けて「老化プログラム仮説」と「誤り蓄積仮説」の２つの説です。

この他にも、さまざまな説があります（詳しくは37ページ参照）。ただ、ここでは、有力なこの２つの説について、まず説明していきましょう。

「老化プログラム仮説」とは、生命の設計図である遺伝子ＤＮＡに老化についてのプログラムがあらかじめ組み込まれていると考える説です。

「誤り蓄積仮説」とは、遺伝子や生体を構成しているタンパク質などの構造に少しずつエラーが蓄積されて、それが生体機能を障害したり、老化や病気を引き起こしたり、結果として寿命を縮めることにつながるとする考え方です。

ではそれぞれ、もう少し詳しく紹介していきましょう。

老化のメカニズム～「老化プログラム仮説」

生まれた赤ちゃんが、やがて成長して大人になるように、成熟を迎えた個体が老いて、やがて死を迎えるといったプログラムも遺伝子ＤＮＡにセットされていると考えるのが「老化プログラム仮説」です。

また、生物にはそれぞれ固有の最大寿命があるということも、「老化プログラム仮説」で説明することが可能です。たとえばネズミの寿命は2～3年、ガラパゴスゾウガメの寿命はおよそ１７５年、人間の場合はだいたい１２０歳ぐらいが最大寿命とされています。

その生き物が生存するのにどれほど好条件がそろっていても、その最大寿命を大きく越えて長く生きることはできません。人間が２００歳、３００歳まで生きることは不可能なのです。もしかしたら、将来、不老長寿あるいは不老不死を実現する科学技術の発達があるかもしれませんが、それでも自然の状態で２００歳、３００歳まで生きることはできません。

このように最大寿命があるということは、その生物に固有の老化と死のプログラムがあらかじめ決定されていると考えることができるわけです。

細胞分裂の限界へ

「老化プログラム仮説」の根拠となる、詳しい研究を行なったのは、ヘイフリックというアメリカの生物学者です。

ヘイフリックは、胎児から高齢者までのさまざまな年代の人の体から繊維芽細胞と呼ばれる細胞を採取して、試験管の中で培養するという実験を行ないました。

すると、胎児から採取した細胞は約50～60回細胞分裂したあとに増殖をストップするのに対して、高齢者から採取した細胞は約20回しか細胞分裂しないのに増殖をストップする、という現象が観察されたのです。

これを「ヘイフリックの限界仮説」といいます。その後、ヘイフリックの説を裏づけるような研究が次々と発表され、たとえばハツカネズミの胎児の細胞が分裂できる回数は14～28回、ガラパゴスカメの場合は80～125回というように、生物の種によって特有の細胞分裂の回数が決まっていることが明らかになってきたのです。

一定の回数分裂した細胞はそれ以上分裂しない、つまり細胞には寿命がある、このことから、その細胞の寿命は個体の寿命にも関係する、と推測できます。

先にふれたクローン動物の場合も、年をとった個体の細胞から作ったクローン動物は、生まれた時点ですでに年をとっている、そのせいで受精卵から成長した通常の個体に比べて短命なのではないかと考えられます。

ただし、採取した細胞を試験管の中で培養して得られた結果を、単純にそのまま個体の寿命や老化と結びつけて考えることはできません。個体を構成する細胞にはさまざまな種類があるからです。脳の神経細胞や心臓の心筋細胞は非常に早い段階で完成を迎え、何らかの損傷を受けてしまうと取り替えや補充はききません。

また、細胞が集まってできている組織や臓器は、個々の細胞の活動とは異なり、全体で独自の役割を果たしています。人の極限寿命に近い年齢まで生きて大往生をとげる方もいますし、何らかの病気などで非常に短命の方もいるわけです。

ですから、培養した細胞の寿命だけを見て人の寿命を語ることはできません。

とはいえ、細胞の寿命と個体の寿命の間に何らかの関わりがあるのは、否《いな》めない事実といえます。

細胞の寿命を決定する「テロメア」

では、いったい何が細胞分裂の回数をカウントする役目を担《にな》っているのでしょうか？

いま、研究者が注目しているのはテロメアです。

テロメアとは、遺伝子の末端部分のことを指し、ここには、同じ遺伝情報の配列が約2000回もくり返されている特殊な構造を持つ部分があります。

「細胞が分裂する」には、DNAが複製され、分裂する前の細胞と同じ遺伝情報を持った細胞が新たに2つできるわけですが、末端部分のテロメアは複製されず、短くなってしまいます。つまり細胞が分裂するたびに、テロメアは失われていくのです。

たとえていうなら、テロメアはちょうど長い回数券のようなもので、回数券を使いきってしまうと、細胞はもうそれ以上分裂できなくなり、寿命を迎えるわけです。

では、短くなってしまったテロメアを回復させるような何かがあれば、寿命を延ばすことにつながるのではないだろうか、誰もがそのように考えるでしょう。もちろん多くの研究者がそう考えました。

◆細胞分裂の数を決める「テロメア」◆

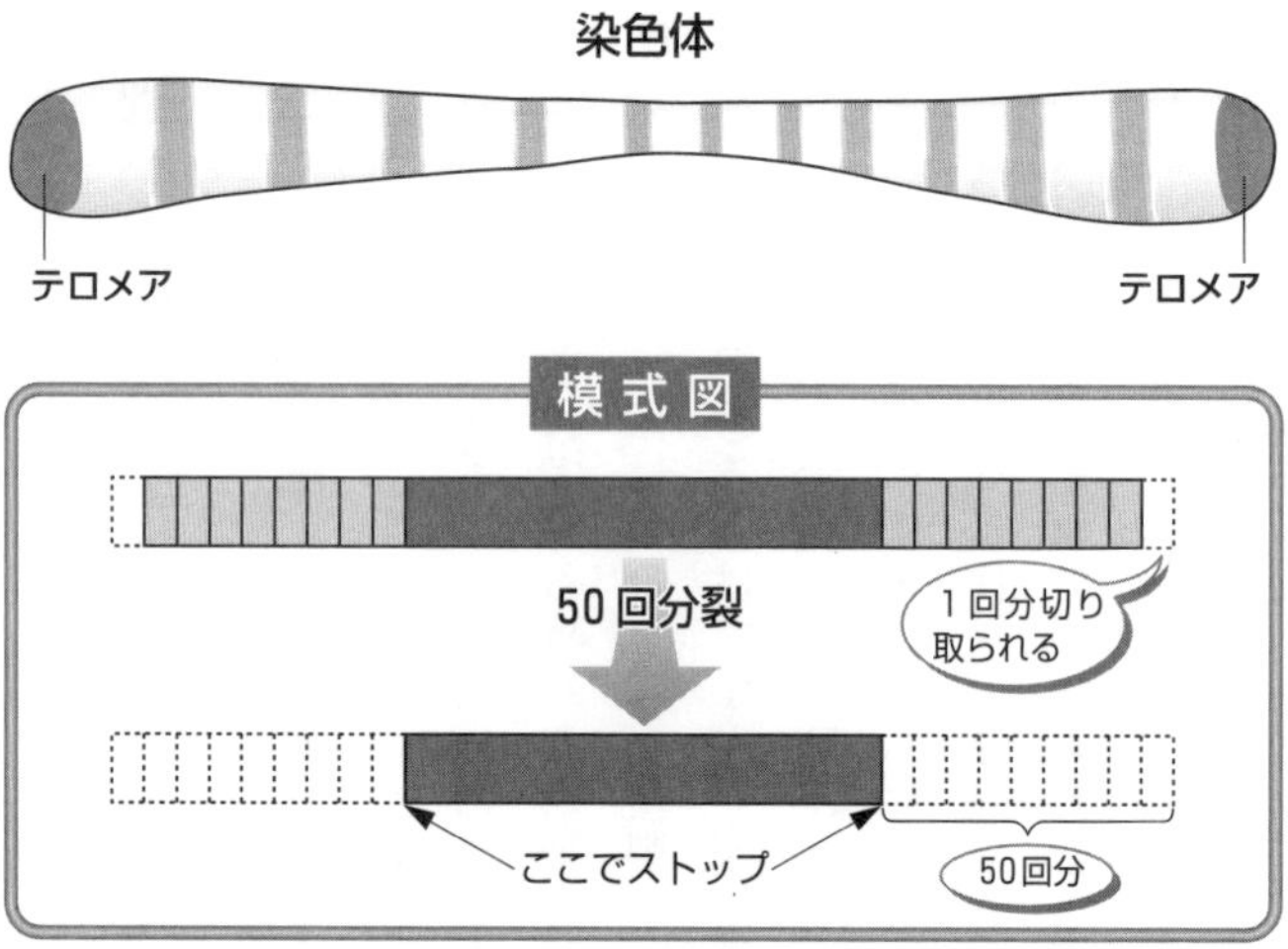

そして「短くなってしまったテロメアを回復させるような何か」はすでに発見されています。それはテロメラーゼという酵素です。テロメラーゼが働けば、テロメアを伸ばして、いつまでも細胞分裂することができるのです。

ただ、残念なことに、ふつうの細胞には、テロメラーゼはほとんど働きません。

実は、テロメラーゼが活性を示すのは、ガン細胞なのです。宿主の生命を脅《おびや》かすほど無限に増殖を続けるガン細胞は、テロメラーゼが働いて、テロメアを失わずにいられるのです。

確かに、ガン細胞はいつまでも分裂増殖することができます。ガン研究のために、19

51年、子宮頸部《けいぶ》ガンになったアメリカの女性から採取され、「ヒーラ細胞」と名づけられたガン細胞は、いま、なお研究室で生き続けているといいます。一方で、その女性はすでに亡くなっているのです……。

やはり、ただ単に細胞が不死身というだけではいけないのです。細胞が集まって構成される組織、器官、臓器がうまく連携プレーをしながら個体の生命活動を担《にな》っているのですから、ある細胞だけが永遠の命を手に入れて無限に分裂増殖しはじめたら、それは個体の生命活動そのものを脅かすことになってしまうわけです。

もっとも、ガンやテロメアの研究を続けることによって、老化や寿命の謎を解き明かすヒントが見えてくるのは間違いないでしょう。

遺伝子レベルの研究から

その一方で、こんな研究結果も発表されています。

ある遺伝子が欠損しており、通常よりも短命なハツカネズミから細胞を採取して培養してみると、正常なハツカネズミから採取した細胞と同じように細胞分裂を行ない、細胞分裂の回数を決めると考えられている遺伝子部分（テロメア）にも異常はなかったというのです。

正常なハツカネズミと比べて短命なハツカネズミがいる、その短命なハツカネズミはある遺伝子が欠損している、それならばその遺伝子こそ、老化を抑制して長生きをもたらす働きをしているはず、そう考えることに大きな誤りがあるとは思えませんが、ある特定の遺伝子が個体の寿命を、直接支配しているわけではないようです。

細胞や遺伝子というミクロのレベルでの研究は飛躍的に進み、老化や寿命に関わる因子は次々に特定されてきています。しかし、それがそのまま、個体の老化や死というマクロなレベルには、あてはまらないことが少なくありません。また、マクロなレベルでの研究結果が、ミクロなレベルでの研究結果ときれいに一致するわけでもないようです。

とはいえ、老化についてのプログラムが遺伝情報としてあらかじめ組み込まれているとする「老化プログラム仮説」が間違っているというわけではありません。ミクロとマクロをつなぐ「何か」が、まだまだ隠されているということなのでしょう。

さらに、遺伝子や細胞という生体の内部に仕組まれたメカニズムばかりでなく、外部の環境や生活習慣などが老化のスイッチを押す役割を果たす、あるいは老化を進行させてしまうことは、十分に考えられることです。

こうした視点から老化や寿命のメカニズムを説明しようとするのが、次に紹介する「誤り蓄積仮説」です。

そしてここに、私たちが自分の工夫でなしえる老化抑制の重要なヒントがあるのです。

老化のメカニズム〜「誤り蓄積仮説」

「誤り蓄積仮説」は、生体にとって好ましくない要素が長年にわたっていくつも蓄積された結果、老化や死がもたらされると考える説です。

たとえば放射線や化学物質などによって、ＤＮＡの遺伝情報が傷つけられ、正常な遺伝子が突然変異を起こしたり、遺伝情報に基づいて合成されるタンパク質の働きが障害されるといったことは、この「誤り蓄積仮説」でうまく説明することができます。

たとえ即座に生命を脅かすほどの害ではなくても、長期にわたって放射線や化学物質の悪影響を被《こうむ》れば、傷ついた遺伝子の修復がついに不可能になったり、体を構成するタンパク質の働きに致命的な障害が現れるようになってしまいます。生体にとって好ましくない要素が積もりつもって、DNAやタンパク質等の構造が変化してしまい、その結果、老化や老化にともなって起きる病気を引き起こしたり、寿命を縮めることにつながるわけです。

老化学説には、この他にも「DNA損傷説」「エラー説」「免疫説」「ホメオスターシス説」「架橋説《かきょう》」「生物時計説」などがあります。

簡単に紹介すると、「DNA損傷説」はいま述べたように、放射線や化学物質などによってDNAの遺伝情報が傷つけられることが原因で老化が起こるとするものです。

「エラー説」は、DNAの遺伝情報に何らかのエラーが発生し、異常なタンパク質を合成してしまい、その蓄積によって老化を招くとするものです。

「免疫説」は、免疫力の低下が老化を促《うなが》すとする説、「ホメオスターシス説」は、生体内部を健康な一定の状況に保持する機能が弱まることから生体機能がさまざまな障害を起こし、その蓄積によって老化が起こるとする説、「架橋説」は、生体を構成するタンパク質の分子の間に架け橋が生じて巨大なタンパク分子の固まりが作られ、それが生体の機能を障害してしまうとする説、「生物時計説」はあらかじめ生物の内部に年齢を計る時計のようなものがあって、一定の段階を迎えたときに老化が進行するとする説です。

このように、老化学説にはいくつもの説が提唱されています。

◆老化をめぐるさまざまな仮説◆

プログラム説	老化や寿命はあらかじめ遺伝子の中にプログラムされている。遺伝子はある時期になると働きだし、老化を進め、死にいたらしめる。
活性酸素説	体内に取り入れられた酸素の一部が完全に還元されず、生成された過酸化水素、スーパーオキサイド、ヒドロキシラジカルなどの活性酸素が体に害を及ぼし、老化を促進する。
エラー説	タンパク質を合成する際、DNA の遺伝子情報がエラーを起こし、異常なタンパク質を合成。こうしたエラーが蓄積し老化が進む。
DNA損傷説	DNA が複製をくり返しているうちに、放射線などによって損傷を受け、正常な物質を合成できなくなり、老化を引き起こす。
免疫系説	病原菌などから体内を守る免疫機能が低下し、老化を促進する。
ホルモン説	ホルモンの機能の衰えによって老化が進む。たとえば女性の閉経、更年期障害などがそうである。
架橋説	コラーゲンなどのタンパク質の分子と分子の間に、架け橋が異常に増加し、細胞や組織の働きを低下させる。

ただし、これらのうちのどれかが正しく、どれかが間違いということではありません。老化と長寿に関する研究が進むにしたがい、多くの説が提唱されるようになったのです。

また、生体のどの部分にスポットをあてるか、老化をどのレベルからとらえるかが異なっていることも、複数の老化学説がある理由です。たとえば「架橋説」は、加齢にともなって皮膚のしわが増えたり血管が硬化することを説明するのに有効です。

それぞれ重複する部分があることは、みなさんお気づきでしょう。

さらに、ほとんどの説に共通して深く関与しているものがあります。

それが、最近よく話題にのぼる「活性酸素」

なのです。

この活性酸素が細胞や組織、遺伝情報に害を与え、それによって老化が起こると考えることができるのです。

したがって、第3のテーマとして、活性酸素に代表されるような、細胞、遺伝子レベルで害をおよぼし老化を促すものから、どうやってわが身を守るか、ということがあげられるのです。

細胞や遺伝子を傷つける活性酸素

細胞や遺伝子を傷つけるものには放射線や化学物質のほか、紫外線、排ガス、タバコの煙、細菌感染などがありますが、これらが細胞や遺伝子を障害するまさにその「現場」で働くのが活性酸素です。

活性酸素とは、ふつうの酸素よりも反応性が強く活性化された酸素のことをいいます。つまり、生体を構成するタンパク質や脂質などと結合しようとする性質が強いのです。活性酸素が発生し、タンパク質や脂質と結合すると、タンパク質や脂質の構造が変質してしまい、本来の機能を果たせなくなったり、異常な働きをするようになります。そのために病気が引き起こされたり、老化が進行することにつながるわけです。

活性酸素のこのような性質を説明するのによく使われるのが、鉄サビです。鉄サビは、鉄が空気中の酸素と反応して酸化されることから発生します。非常に強固な性質を持つ鉄さえ酸化されることで劣化し、ボロボロに崩れてしまうほどになってしまいます。

これと同様の事態が人の体内で起こった結果、病気や老化がもたらされるわけです。活性酸素の害がどれほど恐ろしいか、おわかりいただけるのではないでしょうか。

しかし、活性酸素は、呼吸をするたび、食事をするたび、しょっちゅう人の体内で発生しているのです。

私たちは食事によって生体の維持に必要な栄養分を摂取し、呼吸によって取り入れた酸素を使って栄養分を分解し、エネルギーを作り出しています。このエネルギー生成の過程で、活性酸素が発生するのです。

また、紫外線が皮膚にあたると活性酸素が発生しますし、排ガスやタバコの煙、化学物質なども活性酸素を生み出す原因になることがわかっています。私たちは日常のさまざまな場面で活性酸素にさらされているというわけです。

長寿をもたらす酵素の威力

ただし、活性酸素は人体に害をもたらすばかりではありません。体内に進入してきた病原菌やウイルスをやっつけるという、非常に大切な役割も果たしています。

体内に進入してきた異物と反応して、異物を殺す威力を発揮してくれるのです。もし活性酸素が体内で作られず、異物を排除できないとしたら、簡単に病気を発症してしまい、健康を維持することはできないでしょう。

このように、活性酸素は人体に有益な面と有害な面とをあわせ持っているわけです。害があるからといっても、活性酸素が作られなくていいというわけではありませんし、有益な働きがあるからといっても、あまりに大量の活性酸素が作られれば、それが害に転じてしまうのです。

したがって、人体への悪影響をできるだけ抑えて、必要な分だけの活性酸素があればいいということになります。

実は、人体には活性酸素を取り除く機構が備わっています。スーパーオキサイドディム

◆なぜ、ヒトは「長生き」できるのか◆

SODと寿命の関係

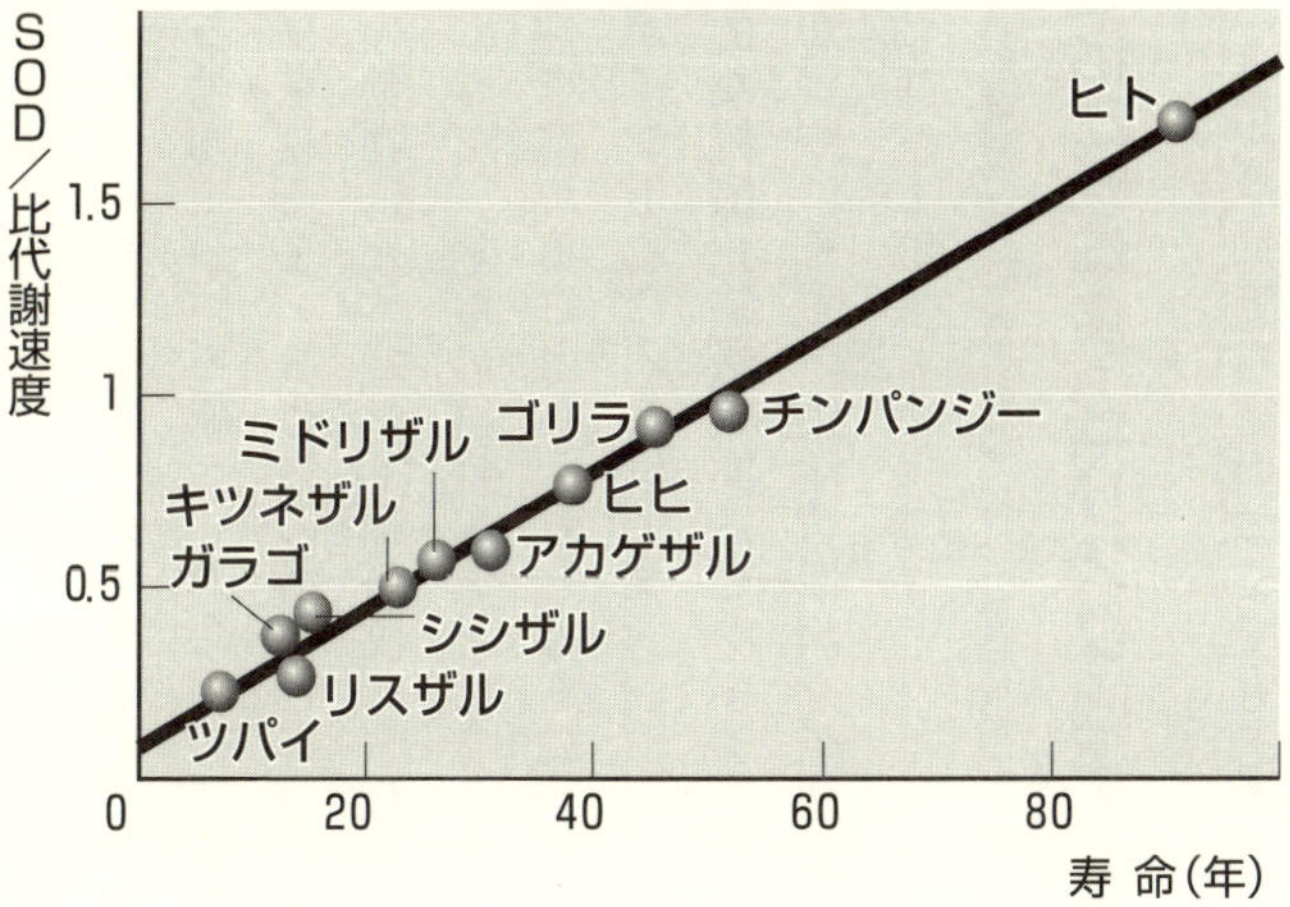

スターゼ（SOD）、グルタチオンペルオキシターゼ、カタラーゼといった酵素が、よぶんな活性酸素を除去する働きをしてくれるのです。

ところが、これらの酵素だけでは活性酸素を消去しきれないことがわかっています。そこで必要になるのが、食品に含まれる抗酸化物質です。

活性酸素と活性酸素の害から体を守る酵素、そして寿命の関係がどうなっているのかを見てみると、酸素消費量に比べてSODなどの活性が高いほど長生きするという傾向があります。

それを示したのが上のグラフです。グラフの縦軸にある比代謝速度とは、体重あたりの

1日の消費カロリーを示しており、この値が大きいほど、酸素消費量が多く、生成される活性酸素も多くなります。グラフは、この比代謝速度に対するSODの活性の度合いをさまざまな動物について調べ、寿命との関係をまとめたものです。

グラフを見ると、SODの活性と寿命とがきれいな比例関係にあることがわかると同時に、他の動物に比べてヒトは格段にSODの活性が高く長寿であることも読み取れます。

したがって、過度の活性酸素をできるだけ生成させないこと、活性酸素の害を抑える酵素の活性を高めること、それとともに十分な抗酸化物質を食事で摂取することが、長寿の重要なポイントになるわけです。

代表的な抗酸化物質であるビタミンCやEを毎日摂取しないと、生きていけなくなることもわかっています。生活習慣病を予防するためには、さらにたっぷりと抗酸化物質を取り入れる工夫が必要になります。

老化と老年病の「リスク因子」とは

では、老化を抑制し、いつまでも若々しく健康であるためには、具体的にどのように考

◆老化から「老年病」へのメカニズム◆

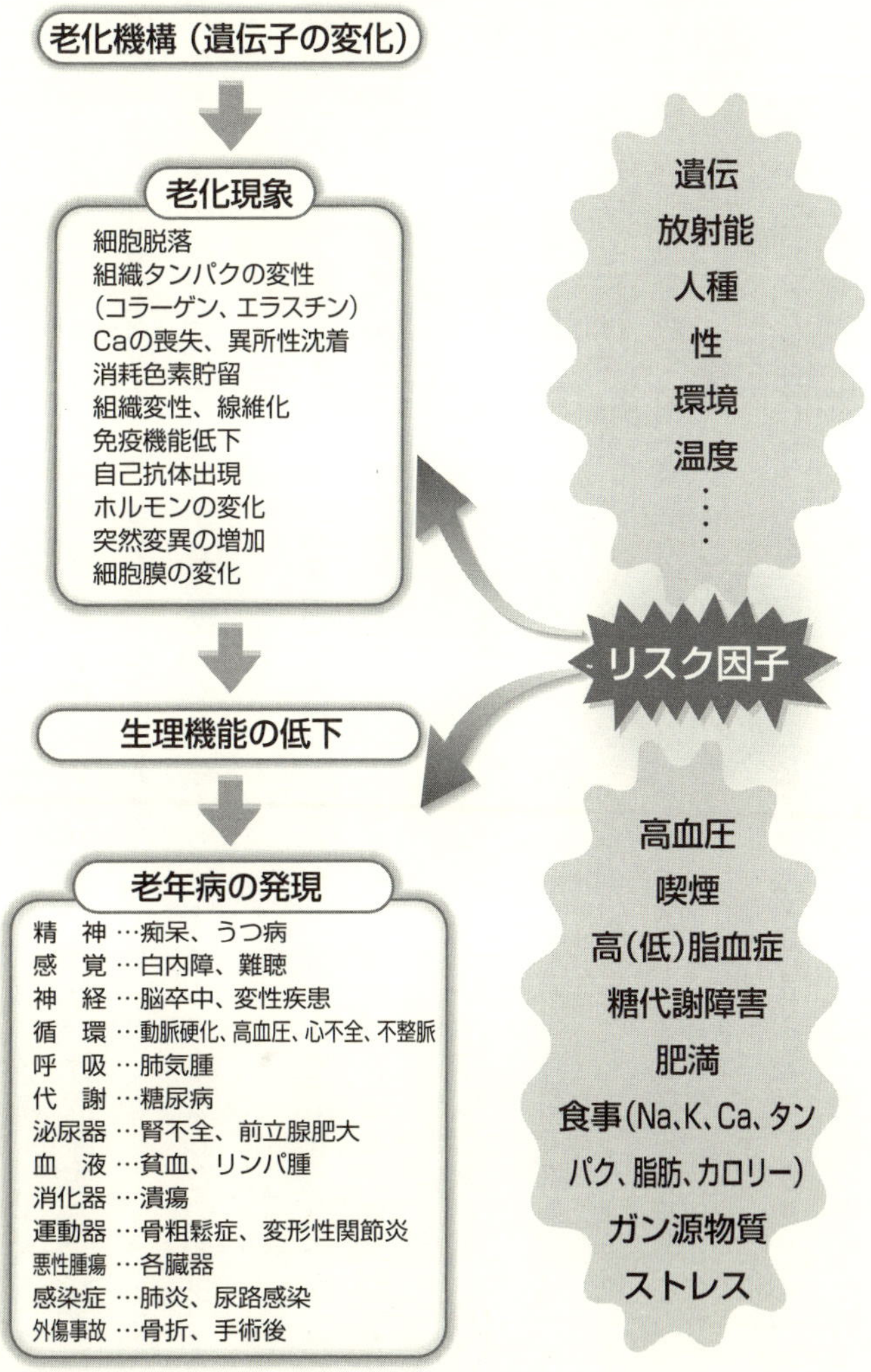
老化機構（遺伝子の変化）
老化現象
細胞脱落
組織タンパクの変性
（コラーゲン、エラスチン）
Caの喪失、異所性沈着
消耗色素貯留
組織変性、線維化
免疫機能低下
自己抗体出現
ホルモンの変化
突然変異の増加
細胞膜の変化
生理機能の低下
老年病の発現
精　神 …痴呆、うつ病
感　覚 …白内障、難聴
神　経 …脳卒中、変性疾患
循　環 …動脈硬化、高血圧、心不全、不整脈
呼　吸 …肺気腫
代　謝 …糖尿病
泌尿器 …腎不全、前立腺肥大
血　液 …貧血、リンパ腫
消化器 …潰瘍
運動器 …骨粗鬆症、変形性関節炎
悪性腫瘍 …各臓器
感染症 …肺炎、尿路感染
外傷事故 …骨折、手術後
遺伝
放射能
人種
性
環境
温度
リスク因子
高血圧
喫煙
高（低）脂血症
糖代謝障害
肥満
食事（Na、K、Ca、タンパク、脂肪、カロリー）
ガン源物質
ストレス

えたらいいのでしょうか？

それには、老化をもたらしたり進行させるリスク因子をできるだけ排除する、好ましくない環境や生活習慣を改善することがキーポイントになります。

老化や老年病の進行とリスク因子との関係を前ページにまとめてみましたので見てください。

加齢にともなって遺伝子レベルの変化が起こり、それがさまざまな老化現象を引き起こします。それが生体機能の低下をもたらし、やがて老年病を発症させることにつながります。

このように老化や老年病のプロセスを経《へ》ていくには、リスク因子の関与が必ずあります。たとえば、もともと免疫機構の働きが弱くて病気にかかりやすい体質である、若いころから乱れた食生活を続けている、といったことが老化を促進させてしまうリスク因子となります。さらに、血圧が高い、喫煙の習慣がある、肥満である、ストレスが多いといったことも関係します。

老いて、やがては死を迎える運命を誰ひとりとしてまぬがれることはできませんが、身のまわりにあるいくつものリスク因子を回避したり排除することで、老化の進行を抑えたり、老年病の発症をストップさせることは可能になります。

しかも、老化や老年病のリスク因子は決して特異なものではなく、生活習慣病の原因になるものが多くリストアップされていることに思いあたるのではないでしょうか。同時に、生活習慣病そのものが老化を早めるリスク因子でもあることがわかります。

私たちがいつまでも若々しく健康であり続けるために、自分自身でできることは何かといったら、それはまず、日ごろの生活習慣を見直すことなのです。

なぜ、人によって「老化」は違うのか

これまで、老化をもたらすメカニズムについて説明してきましたが、なかでも現在、有力視されているのが、先ほど紹介した「老化プログラム仮説」と「誤り蓄積仮説」です。

このどちらか一方が正しいというのではなく、両方が複雑に重なり合って老化が引き起こされると考えられています。

誕生、発達、成熟、老化、そして死というプログラムの大筋は決められており、そのメカニズムを説明しているのが「老化プログラム仮説」です。とはいえ、老化をもたらした

り進行させる要因は多種多様で、とりわけ環境や生活習慣に大きく左右されています。それを説明するのが「誤り蓄積仮説」と位置づけられます。

すでに述べたように、老化は個人差がたいへん大きいというのも特徴です。自分の好きなものしか食べないなど偏った食習慣を続けている人、体を動かす度合いが少ない人は、体力がなく疲れやすかったり、病気に対する抵抗力が弱かったりするはずです。

長年にわたって喫煙の習慣があるとか、排ガスや化学物質が多い環境で生活しているといったことも、過度の活性酸素を作り出す要因になりますから、ＳＯＤなどの酵素だけでは対処できずに細胞や遺伝子を日々少しずつ痛めつけていることになります。

みなさんのまわりにも、実年齢より老けて見える人、まだまだ若いはずなのにどうも活力が感じられない人がいる一方、何歳になっても若々しく元気いっぱいの人も大勢いるだろうと思います。

老化や寿命に関わる遺伝子はいくつもあり、それらの遺伝子の機能は個人によって違いがあります。

さらに、食事や生活習慣の影響が加わって、老化に大きな個人差が現れてきます。

だからこそ、日ごろから、また若いうちから食事や生活習慣を見直すことが欠かせないのです。早め早めに取り組むことで、いつまでも若々しく健康であり続けることは可能なのです。

もし、毎日の生活習慣の中で、ふつうに続けられる「老化をくい止める方法」を見つけられれば、まさに「鬼に金棒」なのではないでしょうか。

実は、その秘密が、毎日3度の食事にあると私は考えているのです。

「不老長寿の特効食」

そういう意味で、毎日の生活の中でどんな食品を選び、どんな食習慣を続けているかは、たいへん大きなポイントになります。

たとえば、活性酸素の害を抑えてくれる抗酸化食品を積極的に摂取していれば、細胞の老化をストップさせることができますし、免疫機構の働きを高めてくれる食品を取れば、病気に負けない健康な体を維持することができるのです。

つまり、「サクセスフル・エイジング」を実現する重要なカギを握っているのが、私たちにもっとも身近な「食」なのです。世界一の長寿国日本に住んでいるとはいえ、不摂生を続けていては命を縮めることになるのはいうまでもありません。1日に3度、毎日欠かすことができないものだからこそ大切に考え、食に秘められた素晴らしい力をぜひ自分のものにしてほしいと思います。

それでは、具体的にどんな食品が老化をくい止め、長寿をもたらしてくれるのでしょうか?

「体の機能の低下と老化を防ぐ」「老年病を予防改善する」「老化の要因である活性酸素の害から身を守る」、これら3つの大きな目的を達成するためには、具体的に何を食べたらいいのでしょう?

本書では、老化予防に効果のある食品や成分を次のように分類し、いわゆる健康食品(＊注)やサプリメント、漢方なども視野に入れて、その最新の成果をわかりやすく紹介していきたいと考えています。

1章　脳の老化を防ぎ、活性を維持する食品
2章　活性酸素による老化の加速をくい止める食品
3章　ホルモン・免疫・酵素といった細胞の若さを保つ食品
4章　老年病や生活習慣病の予防改善に役立つ食品

なお、脳の老化が進行すると痴呆症やアルツハイマー病など、深刻な事態をもたらします。誰にとってもその予防改善のための有効な手だてを知っておきたい重要なテーマと思われますし、現在、研究が進んでさまざまな食品の有効成分が報告されている最新の分野でもあります。ですから、とくに重きをおいて「脳と老化」を1章としました。

毎日の食生活に、これらの「不老長寿の特効食」をうまく取り入れ、ぜひ「サクセスフル・エイジング」を目指してほしいと思います。

＊注　現在、機能性食品として研究が進められ、生活習慣病の予防にその成果を活用していこうという取り組みが公的に進行しています。効能が認定された食品を「特定保健用食品」として取り扱い、栄養機能が認められている食品を「栄養機能性食品」と位置づけて、内容が表示できるようにと検討が進められています。それによって、自分の健康を守るためにどのような食品を選択したらいいかがわかりやすくなると思われます。

1章

脳の老化を防ぎ、活性を維持する食品

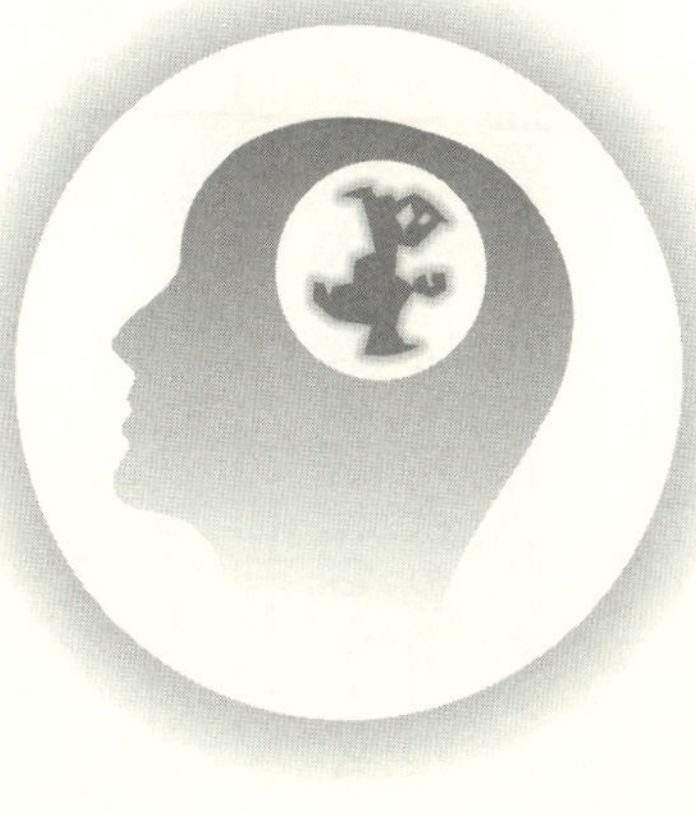

脳の働きを保つために

脳は老化にともない萎縮《いしゅく》が起こり、60歳を過ぎると脳の重さが減少すると報告されています。誰でも年をとると、もの忘れが増えてきたり、新しいことを覚えるのがむずかしくなったりしますが、それは脳の神経細胞の減少や情報を伝えるために神経細胞から伸びている枝がまびきされたように少なくなってしまうことが大きな要因になっているのです。

また、痴呆症とアルツハイマー病は老化にともなって発症率の高まる脳の病気です。

痴呆症の中でも多いのは血管性痴呆で、主に脳の血管に動脈硬化が起こることが原因で、血液が流れにくくなることから発症します。動脈硬化のために、血管壁が固く厚くなり、内腔《ないこう》が狭くなってしまって血液が流れにくくなってきたものです。これは、活性酸素が血液中のコレステロールを酸化させてしまい、いわゆる悪玉コレステロールが増え、血管の壁に付着するようになることが主な原因になっています。

この悪影響が心臓に及《およ》んだ場合は、心筋梗塞《こうそく》などを引き起こします。脳に悪影響が及んだ場合に脳血栓を起こしたり、脳の機能低下が起こり、痴呆が発症してしまうのです。

これに対して、アルツハイマー病は遺伝の要素が強いといえますが、それだけではなく、まだ詳しい原因はわかっていません。ただ、患者の脳にはアミロイドと呼ばれるタンパク質が沈着していたり、脳の神経細胞が萎縮、脱落して、脳全体が小さくなってしまうという特徴的な症状が見られます。このアルツハイマー病も、活性酸素の害が影響を及ぼしているものと考えられています。

つまり、脳の老年病といえる痴呆症もアルツハイマー病も、いずれも活性酸素と深く関係していることが指摘されているのです。

これはなぜかというと、脳は他の臓器に比べて大量の酸素を必要とするからです。酸素を大量に消費し、どんどん酸素が脳へ送られる仕組みになっているのですが、だからこそ脳は非常に活性酸素の害を受けやすいところでもあるのです。

また、脳には脂質が多く存在しており、脂質が酸化されて有害な過酸化脂質に変化しやすいこと、活性酸素によって傷つけられた脳の神経細胞は分裂増殖によって傷を修復することがほとんど不可能である、ということも活性酸素による脳への悪影響がかなり致命的な事態につながりやすいことに関係しています。

脳の神経細胞は、細小動脈と呼ばれる細い血管から栄養素の供給を受けています。活性酸素によって作られた異物はゴミのように脳にたまり、この細い血管を圧迫して、栄養素の供給も悪くなって、機能が低下していきます。

したがって、脳の老化や老年病を予防し、脳をいつまでも若々しく保つ働きのある食品を日常的に補ってあげることがたいへん重要になってくるのです。

1 イチョウ葉エキス（ギンコライド）

イチョウ葉エキスは、欧米では優れた健康効果のあるハーブとしてすでに定着しており、その薬理効果が確認された結果、１９９４年にはドイツで痴呆症の治療薬として認可されています。フランスやベルギーなどでも医薬品として扱われていますし、アメリカにおいてもアルツハイマー病に有効であるとの研究報告があります。

脳の老化や病気に加え、加齢にともなって増えてくるさまざまな症状を改善するのにも、非常に優れた威力を発揮してくれるという研究報告が多くあり、とくに欧米ではイチョウ葉エキスがたいへんな注目を集めています。

◆「イチョウ葉エキス」の痴呆症への効用◆

検索項目	イチョウ葉エキス群	偽 薬 群
臨床像（改善、著しい改善）	25人（32％）	13人（17％）
痴呆テスト（＞4点の改善）	30人（38％）	14人（18％）
老化観察尺度（＞2点）	26人（33％）	18人（23％）

156名の痴呆患者に1日240 mgのエキスを経口投与した群と偽薬群にて、2年後に患者の症状や行動を比較したところ、エキス投与群において治療効果が顕著に認められらた。

●痴呆症やアルツハイマー病に有効

具体的にどんな働きがイチョウ葉エキスにあるのかをあげてみると、活性酸素の害を防ぐ、血液の流動性を高める、血管の脂質代謝機能を改善する、血小板が凝集するのを防ぐ、といったことになります。

これらが相互に関係し合って、簡潔にいうと血液の流れがスムースになるわけです。したがって、血行障害に起因する頭痛や肩こり、冷えなども解消されますが、それ以上に脳に対して好ましい影響を与えて、痴呆症やアルツハイマー病に効果をもたらしてくれるというのが、特筆すべきイチョウ葉エキスの特徴です。

この効果も、脳への血液の流れが改善される、脳へ血液を運ぶ血管に動脈硬化や血栓ができるのを予防する、脳の酸素欠乏や脳の細胞の代謝障害を防ぐ、といったことから得られるものです。

このような働きは、ギンコライドというイチョウ葉独自の成分に加え、植物の色素成分で強力な抗酸化作用のあるフラボノイドなどの有効成分を豊富に含んでいることから発揮されるものと考えられています。

加えて、神経系に好ましい影響を与える作用もあり、痴呆をはじめ、頭痛やめまいなどが改善されたとする報告が、ヨーロッパでは多くあります。

ドイツでは、痴呆症やアルツハイマー病の患者156人を対象にイチョウ葉エキスの本格的な治験が行なわれています。

1日240ミリグラムのイチョウ葉エキスを投与されるグループと、偽薬を投与されるグループとに分け、2年後に両者の患者の症状や行動などを比較してみたところ、イチョウ葉エキスを投与されたグループには顕著な治療効果が確認されたのです。

その結果をまとめたのが前ページの表です。

抗酸化作用や血行改善に効果のある食品やサプリメントは、決して少なくありませんが、痴呆症やアルツハイマー病に対する治療効果がはっきり認められているという点で、イチョウ葉エキスは脳の老化抑制食品のトップバッターといえるでしょう。

●加齢にともなう症状を改善

脳の機能低下、痴呆症やアルツハイマー病の他にも、糖尿病や心臓病などの生活習慣病、目や耳の機能低下、不眠など、加齢にともなって増えてくるさまざまな症状や病気を改善するのに有効であったとする報告があります。

ヨーロッパではすでに医薬品として認可されていますが、日本ではイチョウ葉エキスは健康食品として分類されています。ですから、デパートや薬局などの健康食品売場で求められます。

2 ギャバロン茶（GABA）

ギャバロン茶とはいったいどんなお茶なのか、聞いたことのない人がいるかもしれません。これは、農林水産省の野菜茶業試験場で開発された緑茶の一種で、脳の老化予防や痴呆の改善が期待できる、まったく新しいお茶なのです。

ギャバロン茶のギャバ（ＧＡＢＡ）とは、ガンマアミノ酪酸という物質の略称で、まさにこのギャバに、脳への血液の流れを改善して脳の機能を活発化する働きがあるのです。

●ギャバロン茶の効果

ギャバを脳に損傷のあるイヌに対して静脈注射したところ、脳の血流量や脳への酸素の供給量が増加したことがわかり、脳循環促進作用があるとされ、現在は医薬品として利用されています。

また、神経を鎮静させる働きや血圧上昇を抑える作用、腎臓の働きを活性化させる作用などのあることも確かめられています。

高血圧の人に１日に３杯のギャバロン茶を３カ月間飲んでもらうという臨床実験では、半分の人に血圧改善が認められたと報告されています。

脳の老化予防や血圧降下作用のあるギャバは、ふつうのお茶にも含まれています。しかし、ギャバロン茶は、摘《つ》み取った茶葉を窒素や二酸化炭素ガスの中に数時間放置することによって作られるという独自の製法により、ふつうのお茶の数十倍ものギャバを含みます。

ただし、この処置を施すことによって、茶葉中に含まれる抗酸化物質であるカテキン（114ページ参照）やカフェインが変化することはありません。

ですから、ギャバロン茶は、ギャバの脳循環促進作用や血圧降下作用、カテキンの抗酸化作用などを発揮してくれるわけです。

●効果的な摂取のしかた

医薬品としてではなく、健康食品として現在入手できるものとしては、ギャバロン茶とオリザ・ギャバ・ジャーム（GABA富士米胚芽）があります。ティーバッグの形になっていますので、誰でも手軽に利用できます。

なお、ギャバロン茶特有の匂《にお》いが気になるという方がいるかもしれません。その場合は、水出しにすることをおすすめします。

3　DHA、EPA

DHA（ドコサヘキサエン酸）は、老人性痴呆症やアルツハイマー病を改善する素晴らしい効果を秘めています。

ＤＨＡは、イワシやサバなどのいわゆる青魚に多く含まれる、不飽和脂肪酸の一種で、人の体内にも、脳の灰白質部、神経、網膜、心臓、精子、母乳などに存在しており、とくに視覚機能や神経系の発達などに大切な働きをしていることがわかっています。脳や神経系に対する薬理作用を持つのは、ＤＨＡならではの特徴です。

ＥＰＡ（エイコサペンタエン酸）もＤＨＡと同じく青魚に多い不飽和脂肪酸で、脳の血行をよくして痴呆症などを予防するのに役立つ作用が確認されています。

●老人性痴呆症やアルツハイマー病を改善

アルツハイマー病で死亡した人（平均年齢80歳）と他の病気で死亡した人（平均年齢79歳）の脳を調べてみたところ、記憶に関わる脳の海馬という部分に含まれるＤＨＡの量が、アルツハイマー病で死亡した人の場合、そうでない人の半分であったという報告があります。

また、痴呆症の患者13人に、７００〜１４００ミリグラムのＤＨＡを6カ月間投与したところ、10人に症状の改善が見られ、アルツハイマー病の患者5人に同様の投与を行なっ

◆「DHA」の優れた効能とは◆

DHA投与による老人性痴呆症の改善度

診断名	脳血管性痴呆 (n＝13)	アルツハイマー型痴呆 (n＝5)
改善	9 (69.2)	0 (0.0)
やや改善	1 (7.7)	5 (100.0)
不変	2 (15.4)	0 (0.0)
悪化	1 (7.7)	0 (0.0)

DHA投与による精神・神経症状の改善内容

	脳血管性痴呆 (n＝13)	アルツハイマー型痴呆 (n＝5)
意思伝達 (協調、会話)	4 (30.8)	1 (20.0)
意欲・発動性 (意欲低下)	3 (23.1)	3 (60.0)
精神症状 (せん妄) (徘徊)	2 (15.4) 1 (7.7)	0 (0.0) 1 (20.0)
感情障害 (うつ)	1 (7.7)	0 (0.0)
歩行障害	1 (7.7)	0 (0.0)

たところ、5人全員に改善が見られたという臨床試験の結果もあります。

他にも、痴呆症や脳の機能低下に対してDHAが非常に効果的であることを示すデータが発表され、その薬理作用は医療の現場で熱い注目を集めているのです。

●選ばれた成分

DHAに脳や神経系に対する薬理作用が確認されているのは、DHAが血液脳関門を通過できるという性質を持つためです。

血液脳関門とは、脳につながる血管の入り口に相当する部分です。血液中にはさまざまな成分が含まれていますが、すべての成分が血液脳関門を通過して脳の中に入っていけるわけではありません。脳の活動に必要なものだけが、血液脳関門でふるいにかけられるのです。

つまり、DHAは脳の活動に不可欠な、選ばれた成分というわけです。

●DHAのその他の作用

DHAには、精神状態を安定させる効果もあると考えられる臨床試験結果も報告されています。精神的ストレスは活性酸素を発生させる要因になりますし、自律神経の働きを乱して不眠や胃腸障害などを引き起こすことにもつながります。イライラして攻撃的になれば、血圧が高まり心臓に負担を与えることにもなります。

したがって、気持ちを落ち着かせてストレスを軽減してくれるこの作用は、各種の体調不良や活性酸素の害を防いでくれるという、たいへん重要な意味を持つものといえます。

この他にも、網膜の健康を保ち、視力の低下を防ぐ、アレルギーや炎症を抑える、動脈硬化やガンを予防するといった作用、さらにはガンの薬物療法による脱毛を防ぐ効果も期待できるとされています。

●EPAの効果

EPAは、血管が収縮するのを抑えるプロスタグランディン、血小板の凝固を防ぐトロンボキサンという物質を作り出します。この働きにより、血液の粘度が低下してサラサラになり、血栓症や動脈硬化を防いだり、脳の血行をよくして痴呆症などの予防につながります。

こうした作用があるため、脳の老化予防に役立ちますし、1990年には閉塞《へいそく》性動脈硬化症の治療薬として認可されています。

●効果的な摂取のしかた

ＤＨＡ、ＥＰＡは魚の油の成分ですから、酸化されやすいという特徴があります。ですから、魚は新鮮なものを求め、抗酸化作用に優れたビタミンＣやＥ、ベータカロチンといっしょに摂取することをおすすめします。

4 ビタミンB群（B_6、B_{12}、葉酸）

ビタミンＢ群は、脳の働きや精神状態と深い関わりのあるビタミン類です。それぞれが関係し合って機能していると考えられているため、どれが不足しても脳の働きを健康に保てなくなる危険が生じてきます。

その中でもとくに脳や神経系の働きを正常に保ち、痴呆症やうつ病といった脳の機能低下や老化予防に大切なものとして、ビタミンB_6、ビタミンB_{12}、葉酸をあげることができます。

●脳の働きを維持する効果

ビタミンB_6は脳の神経伝達物質の生成に関わるという特徴的な働きを担《にな》っています。ですから、欠乏すればうつ病や学習能力の低下などを招《まね》く危険が知られていますし、アメリカでは精神疾患の治療に使われることもあります。

ビタミンB_{12}もまた、神経系の働きを正常に保つのに不可欠のビタミンです。ビタミンB_{12}の欠乏が老人性痴呆や精神疾患、言語の障害を引き起こす場合もありますので、不足しないように心がけることが、それら加齢によってリスクの高まる脳や精神に関わる病気を防ぐことになるわけです。

このビタミンB_{12}が不足しないようにするためには、葉酸をいっしょに摂取することがポイントになります。というのは、葉酸が欠乏すると、ビタミンB_{12}の吸収が悪くなるからです。

ですから、ビタミンB_{12}と葉酸をセットで摂取すると、痴呆症やうつ病などの予防改善に役立ちます。痴呆症ではない健康な人であっても、加齢によって脳の働きが低下してくると、ビタミンB_{12}と葉酸が少なくなる、その一方、アルツハイマー病の患者であってもビタ

◆この食べ物で「ビタミンB群」は摂れる◆

ビタミンB_6を多く含む食品

（mg／可食部100g あたり）

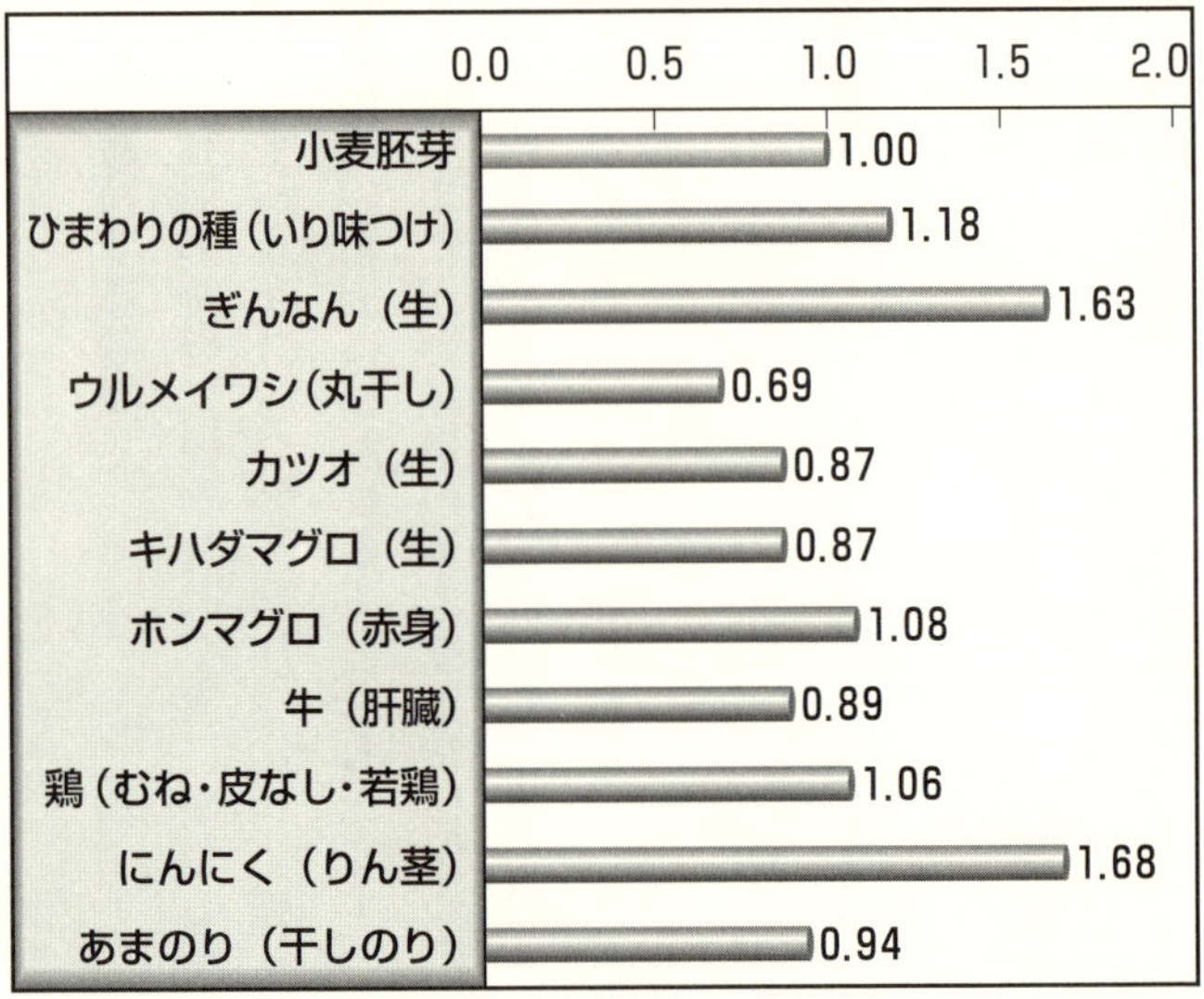

ビタミンB_{12}を多く含む食品

（μg／可食部100g あたり）

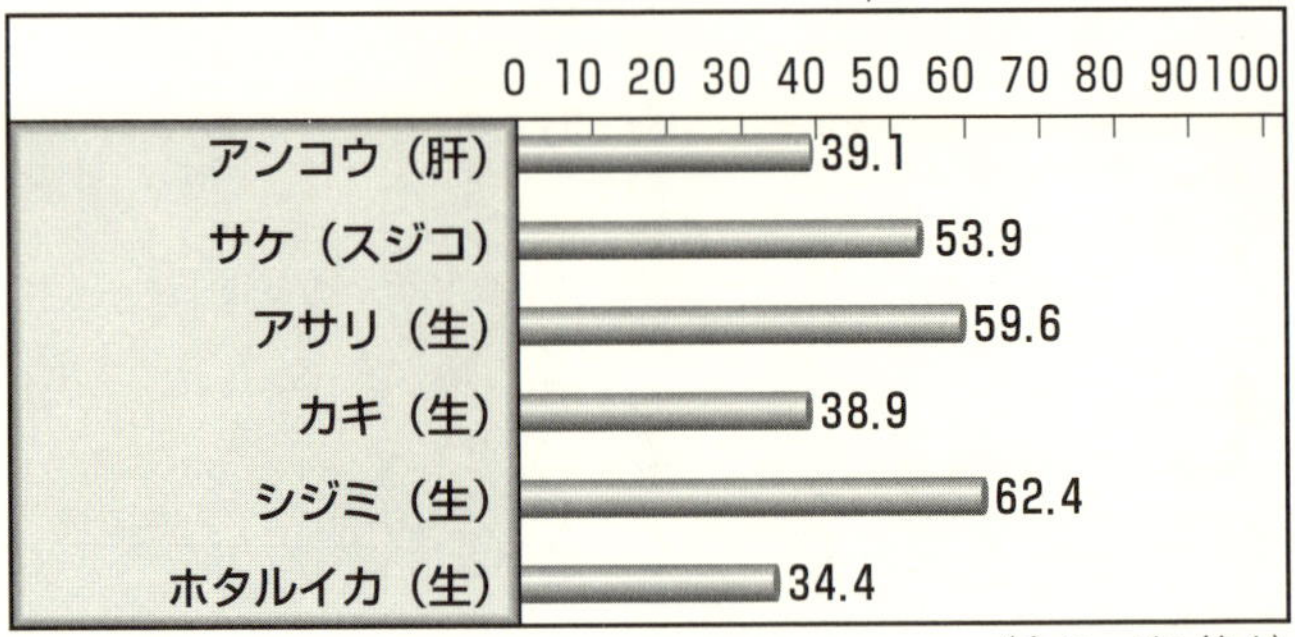

（左ページへ続く）

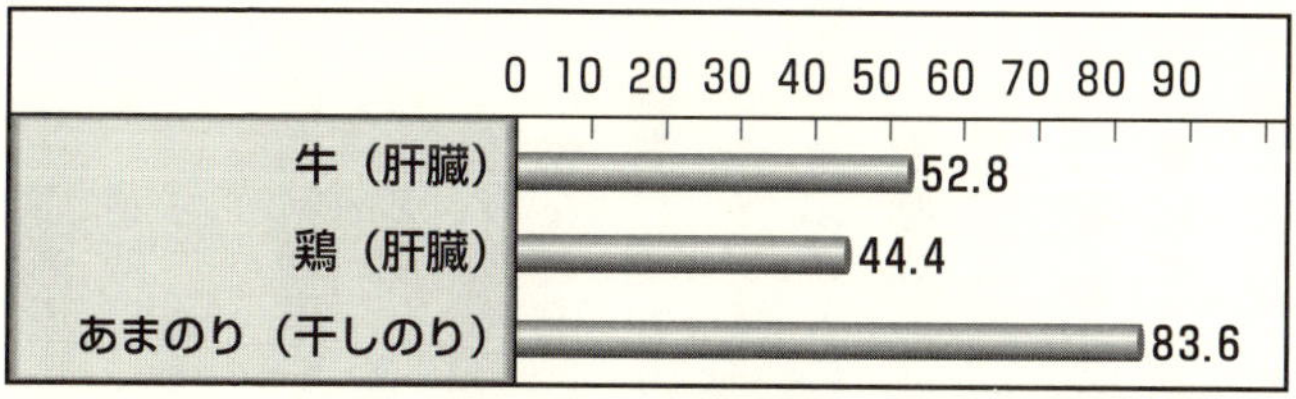
0 10 20 30 40 50 60 70 80 90
牛（肝臓）
52.8
鶏（肝臓）
44.4
あまのり（干しのり）
83.6

葉酸を多く含む食品

（μg／可食部100g あたり）

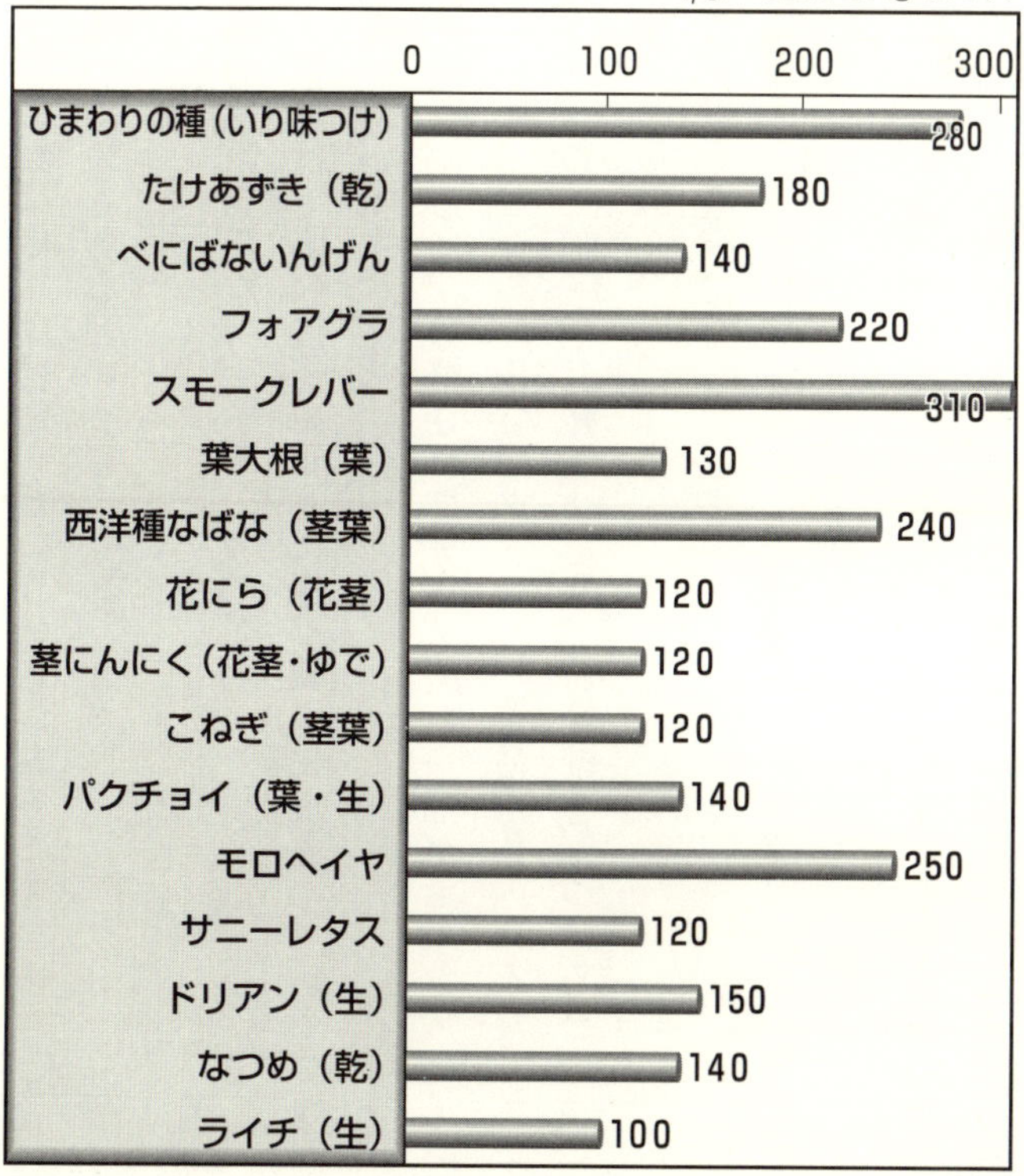
0
100
200
300
ひまわりの種（いり味つけ）
280
たけあずき（乾）
180
べにばないんげん
140
フォアグラ
220
スモークレバー
310
葉大根（葉）
130
西洋種なばな（茎葉）
240
花にら（花茎）
120
茎にんにく（花茎・ゆで）
120
こねぎ（茎葉）
120
パクチョイ（葉・生）
140
モロヘイヤ
250
サニーレタス
120
ドリアン（生）
150
なつめ（乾）
140
ライチ（生）
100

ミンB_{12}と葉酸をしっかり補っていれば症状は軽い、という報告があります。
また、葉酸には寿命を延ばす効果もあるという報告もあります。

●脳の血管障害や心臓血管系の病気も防ぐ

ビタミンB_6、ビタミンB_{12}、葉酸は、脳の機能を正常に保つ働きに関与しているばかりでなく、優れた抗酸化作用も持っています。

肉や魚などのタンパク質を摂取すると、分解されてアミノ酸の一部がホモシステインという物質に変わります。このとき、ビタミンB_6、ビタミンB_{12}、葉酸が体内に不足していると、ホモシステインが過剰になって、血圧を上昇させたり、血管壁を傷つけるといった悪影響が及ぶことになるのです。

これが動脈硬化や心臓疾患を招《まね》く原因になってしまいます。

しかし、ビタミンB_6、ビタミンB_{12}、葉酸がたっぷり補給されていれば、ホモシステインは無害な物質に変換されます。

動脈硬化や心臓疾患は加齢にともなって発症しやすくなる病気です。また、脳の血管に動脈硬化が起これば、脳の機能低下や痴呆症を招いたり、脳梗塞《こうそく》、脳卒中などを引き起こす危険も生じます。

したがって、動脈硬化や心臓疾患を予防するためにも、そして脳の機能を衰えさせないためにも、ビタミンB_6、ビタミンB_{12}、葉酸はいっしょに摂取して、不足しないように気をつけることが大切なのです。

●効果的な摂取のしかた

ビタミンB群は水溶性ですから、料理の煮汁やスープは残さずに飲むようにすることで、溶け出した有効成分をムダなく摂取できます。

また、サプリメントには、ビタミンを各種含んだタイプや単独の成分を抽出したタイプなどがありますので、利用してみるのもいいでしょう。

5　セレン（セレニウム）

セレンは、体内に取り込まれる有害な重金属を排出するという重要な働きを持っています。

有害な重金属とは、鉛《なまり》、水銀、砒素《ひそ》、カドミウムなどで、通常の生活をしている分には無縁の物質のように思われるかもしれませんが、実は、食品、空気、水などを通じて体内に入ってくるものです。１６００年前の人の髪の毛と現代人の髪の毛を分析、比較したところ、それら有害な金属が現代人の髪の毛に多く含まれ、なんと１０００倍以上であったという報告もあります。

これらは、たとえ少量であっても、思考力や記憶力の障害をもたらすことがあります。たとえば、学習能力の障害や精神遅滞の原因になる鉛は、長年にわたって体内に蓄積されるという危険もあります。水銀は早発性の老衰をもたらす原因になったり、記憶力の低下、言語能力の低下、全身倦怠、頭痛などを招くこともあります。

セレンは、これら有害な重金属を排出するという働きを担っているのです。

●セレンの抗酸化作用

セレンは、体内で作られる抗酸化酵素グルタチオンペルオキシターゼを構成する成分です。つまり、活性酸素を退治するグルタチオンペルオキシターゼを体内で生成するのに必要不可欠の微量元素なのです。

◆この食べ物で「セレン」は摂れる◆

セレンを多く含む食品

（μg／可食部100gあたり）

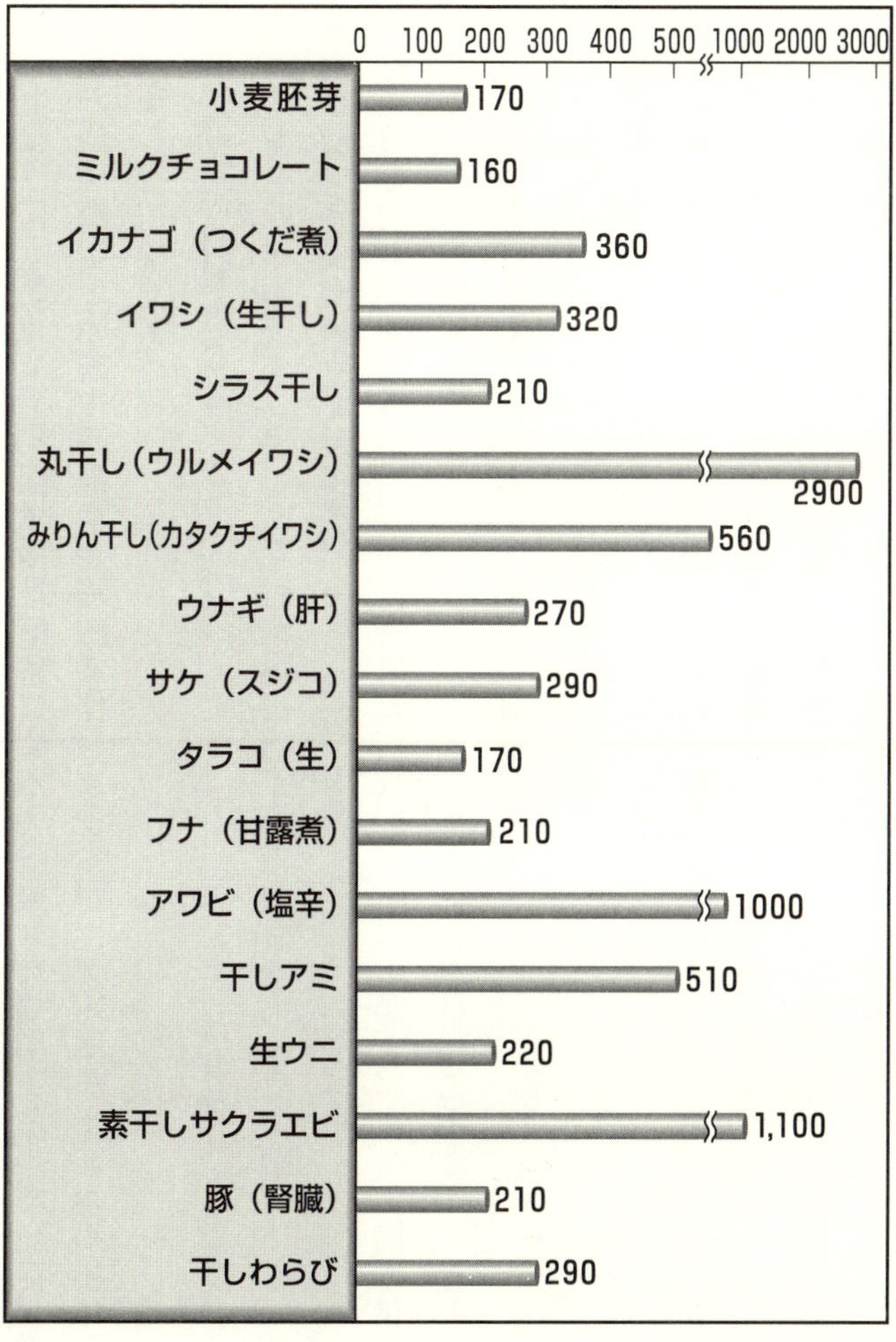

序章で述べたように、老化や老年病は活性酸素による害が大きな要因となって発症、進行します。この活性酸素を除去する酵素が体内で作られますが、グルタチオンペルオキシターゼはそのうちの1つです。

また、抗酸化酵素の材料となるばかりでなく、セレンじたいにも抗酸化作用があります。ですから、セレンを摂取することで、活性酸素の害から脳と体をしっかりガードし、老化や老年病を予防できるというわけです。

さらに、免疫力を向上させる働き、心臓血管系の病気を予防する働き、そして抗ガン作用も期待できる、優れた微量元素です。こうしたさまざまな働きを持つことから、セレンを「栄養素のスーパースター」と呼ぶ専門家もいるほどです。

●効果的な摂取のしかた

セレンは、微量を摂取すれば十分に機能してくれる微量元素ですし、セレンを多く含む魚や穀類をよく食べる日本人は不足を心配する必要はほとんどありません。むしろ、大量に摂取すると人体に害を与えます。脳を重金属の害から守り、優れた抗酸化作用があるからといっても、過剰症にならないように気をつける必要があるでしょう。

基準となる摂取量は、成人男子の場合、1日あたり、18～29歳が60マイクログラム、30～49歳が55マイクログラム、50～69歳が50マイクログラム、70歳以上が45マイクログラムとなっています。成人女子の場合は18～69歳が45マイクログラム、70歳以上が40マイクログラムです。上限摂取量は男女ともに1日250マイクログラムとされています。

また、ビタミンE（143ページ参照）といっしょに摂取すると、抗酸化作用がよりいっそう高まります。

6　納豆（ナットウキナーゼ）

ナットウキナーゼは納豆菌が作り出す酵素の一種で、血液中の血栓を溶かす働きを持っています。血液が凝固して血栓ができると、動脈硬化、脳梗塞や心筋梗塞につながる危険が生じますから、ナットウキナーゼを含む納豆を食べることは、これらの予防のために有効なのです。

実際、ナットウキナーゼの働きにより、人の脳にできた血栓を溶かした、血栓の予防につながったとする報告がありますし、ナットウキナーゼから血栓溶解剤が開発されて、動脈硬化や脳梗塞の治療に使われています。

さらに、納豆菌には、血圧を低下させる酵素や活性酸素を除去する酵素を作り出すという働きもありますし、ジピコリン酸という抗菌作用のある物質も含んでおり、発酵食品である納豆が腐らないのは、この抗菌作用のためといわれています。大豆には抗酸化物質イソフラボンも含まれています。

私たち日本人になじみの深い納豆は、血栓を溶かして脳梗塞を予防してくれる以外にも、血圧降下作用や抗酸化作用、抗菌作用、骨粗鬆症《そしょう》の予防など、いくつもの優れた働きを秘めているというわけです。

●効果的な摂取のしかた

血液の凝固や血栓は睡眠中の深夜から朝にかけて起こりやすいという傾向があるので、夕食に納豆を食べるようにすることをおすすめします。というのは、納豆を食べたあと4～12時間、ナットウキナーゼが血液中にとどまって作用していることがわかっているからです。ですから、夕食で納豆を食べると、その後、血栓などができやすい時間帯にナットウキナーゼが働いて、血栓などの予防効果が期待できるわけです。

また、ナットウキナーゼは熱に弱いという性質がありますので、納豆に熱を加えるのは避けるようにしてください。

7 セントジョーンズワート

うつ病の治療薬である抗うつ剤に匹敵する効果があり、天然の抗うつ剤ともいわれているのが、ハーブのセントジョーンズワートです。

アメリカでは、イミプラミンという抗うつ剤とセントジョーンズワートの効果を比較する実験が行なわれ、うつ病の治療効果はどちらも同程度であったと報告されています。

また、ヨーロッパでも抗うつ効果の高いハーブとしてよく知られており、ドイツではうつ病の薬よりも先に処方され、抗うつ剤よりも人気が高く売り上げを伸ばしているといいます。

●老人性うつ病を予防

老化と脳といいますと、痴呆症やアルツハイマー病がすぐに思い出されますが、加齢によってリスクが高まるのはそれらの他に、脳の神経伝達物質の生成や分泌の異常が原因とされる心の病もあげられます。老人性うつ病はその代表例です。

うつ病で訴えの多い症状は、気分がひどくふさぎ込む、強い不安感にさいなまれる、不眠がつらい、人と話したり外出するのが億劫《おっくう》になる、こうした症状のために仕事や日常生活に支障が出るといったもので、その主な原因はセロトニンという脳内物質の分泌異常にあるとされています。

セントジョーンズワートには、このセロトニンの濃度を増やして安定させるような働きがあるといわれています。抗酸化作用を持つフラボノイドも含んでおり、その他、いくつもの有効成分が複合的に作用して、うつ病の症状を軽減してくれるものと考えられています。

しかも、その威力は抗うつ剤と同程度でありながら、セントジョーンズワートにはほとんど副作用はありません。

●効果的な摂取のしかた

セントジョーンズワートはサプリメントとして入手できますし、ストレスや気分の落ち込みを軽減したり、さらには更年期障害などによる精神的不安定を改善するなど、精神面に優れた効果を発揮してくれます。

ただし、もし本格的な老人性うつ病の疑いがあったとしたら、きちんと病院で診察を受けることをおすすめします。

また、現在、治療中で抗うつ剤を利用している人が、自分の判断で薬をやめてサプリメントに切り替えるというのは絶対に禁物です。

あくまでも、サプリメントはストレス解消やうつ病の予防に利用するようにしてください。

加えて、他の薬を服用している場合には、併用の影響が現れることがあるので注意してください。

なお、抗うつ作用が期待できるハーブには、セントジョーンズワートの他に、ラベンダー、オート、ダミアナ、ローズマリー、スチザンドラなどがあげられます。

また痴呆症の予防効果が期待できるハーブには、ギンコビロバ、ローズマリー、ゴツコーラ、ペリウィンクルなどがあります。参考にしてください。

8 レシチン、コリン

レシチンとコリンは、脳の中で神経伝達物質として働くアセチルコリンという物質の材料となる重要な成分です。

ですから、レシチンとコリンが不足すると、必要な量のアセチルコリンが作られなくなります。

また、加齢にともない、アセチルコリンが十分に生成されなくなる傾向があり、そのため記憶力や認知能力が低下することにつながります。アセチルコリンが記憶力や認知能力を保持するのに欠かせない脳内物質だからです。

●加齢による脳の機能低下を遅らせる

アメリカのコロンビア大学がラットを使って行なった実験では、胎児のころから生後数カ月のころまでの長期にわたってコリンを与えるとラットの記憶力が向上し、しかも高いレベルの記憶力が永久的に保持される可能性があると考えられる結果が得られたことが報

◆この食べ物で「レシチン、コリン」は摂れる◆

レシチン、コリンを含む食品

レバー・卵黄・チーズ・大豆・ピーナッツ・緑黄色野菜・醸造酵母・小麦胚芽・えんどう豆・いんげん豆・キャベツ・カリフラワー など

告されています。

また、老化による記憶力の減退を遅らせることが確かめられたとする別の報告もありますし、アルツハイマー病の患者の脳にはコリンが不足していたというデータもあります。

コリンと同様の効果は、レシチンにも認められています。レシチンの中にはコリンが含まれています。

加齢によって脳の機能が低下し、もの忘れが多くなることは、誰もが避けられないことですが、コリンとレシチンをしっかり摂取すれば、アセチルコリンの生成量減少を抑えて脳内の情報伝達機能が活性化され、記憶力や認知能力の低下、さらには痴呆を防ぐことにつながるわけです。

●その他の働き

レシチンには、脂溶性の物質と水溶性の物質とを混ぜ合わせる作用があります。そのため、チョコレートやアイスクリームなどに乳化剤として添加されています。

レシチンのこの乳化剤としての作用は、コレステロールを乳化して、固まって血管壁にたまるのを防ぐという役割も果たします。また、ビタミンAやEなどの脂溶性ビタミンの吸収を高める働きもあります。脂質の代謝を促《うなが》すため、肥満の予防改善にも効果的です。

また、コリンには、肝臓に脂肪がたまるのを防ぐ働きがありますから、しっかり摂取すれば肝臓によぶんな脂肪が沈着して脂肪肝などになるのを防ぐ働きも期待できます。

●効果的な摂取のしかた

レシチンとコリンは、パントテン酸といっしょに摂取するようにしてください。神経伝達物質アセチルコリンを生成するのに、パントテン酸が必要になるからです。パントテン酸は、スモークレバー、フォアグラ、ひき割り納豆、ニジマスキャビア、イクラ、うすひらたけ、モロヘイヤなどに多く含まれています。

9 トリプトファン

トリプトファンは、タンパク質を構成する必須アミノ酸の一種で、脳の神経伝達物質セロトニンの生成に必要となる成分です。

つまり、食事で摂取した肉や魚などのタンパク源が材料となって、脳内での情報伝達の役目を担《にな》うセロトニンが作られるわけです。

セロトニンが脳内に十分でないと、無気力になったり、不安感が強まったり、夜眠れなくなるといった精神的な症状が現れてきます。

さらには、うつ病（老人性うつ病）になる危険も生じます。うつ病の患者の脳ではセロトニンが十分に生成されない、またはセロトニン分泌に異常があることが明らかになっています。

したがって、トリプトファンを含むタンパク源をたっぷり摂取することによって、セロトニンがしっかりと生成され、うつ病を予防し、脳の機能を正常に保つことにつながります。

◆この食べ物で「トリプトファン」は摂れる◆

主な食品のアミノ酸スコア

1985年 FAO/WHO/UNU パターン（2〜5歳）による

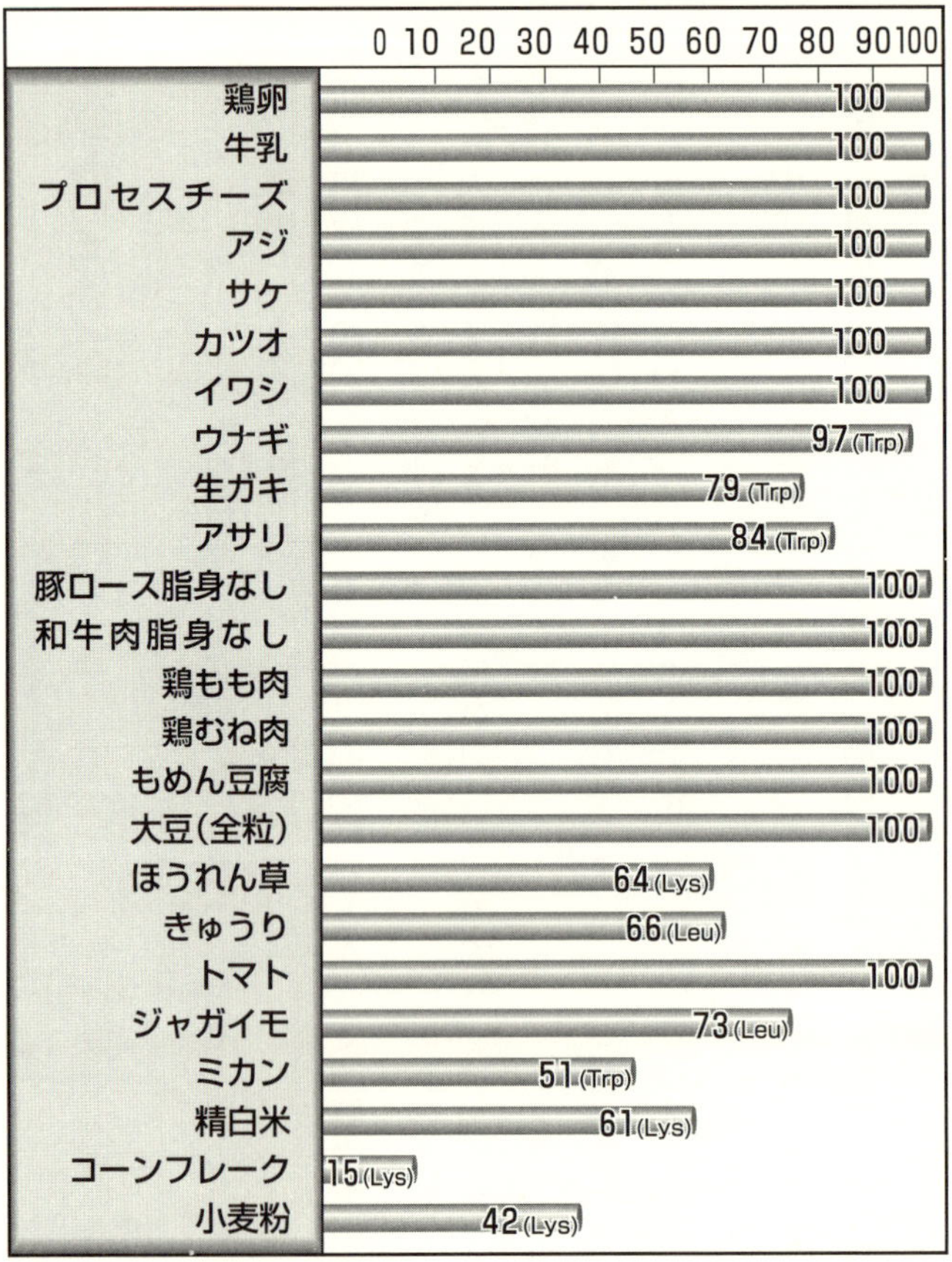

〔注〕(　)は第一制限アミノ酸。
Trp:トリプトファン　Leu:ロイシン　Lys:リジン

参考:「改訂日本食品アミノ酸組成表」など

●効果的な摂取のしかた

必須アミノ酸は、体内で生成されないため、食事で摂取することが欠かせません。必須アミノ酸をバランスよく含んでいるのが良質なタンパク質です。

この必須アミノ酸をどのような割合で含んでいるかを示す基準として、FAO（国際連合食糧農業機関）とWHO（世界保健機関）の合同特別委員会は、アミノ酸スコアを設定しています。前ページの表は、アミノ酸スコアの高い食品の代表例を示したものです。当然、アミノ酸スコアが100の鶏卵や牛乳などは、理想的なタンパク源です。

トリプトファンのようにセロトニンの材料となるばかりでなく、アミノ酸は脳の神経細胞や体の細胞、組織などを構成するのに欠かせないものですから、ぜひ良質なタンパク質を毎日たっぷり摂取するようにしてください。

10 漢方薬

厚生省の長寿科学研究として、痴呆症の患者に8～12週間、漢方薬の釣藤散《ちょうとうさん》を服薬してもらったところ、睡眠障害、幻覚妄想《もうそう》、夜間の徘徊《はいかい》といった症状が改善されたという結果が、1999年5月に発表されました。これは、血管が拡張されて脳への血液の流れがよくなったことが痴呆症の改善につながったのではないかと考えられています。

また、加味温胆湯《かみうんたんとう》を煎《せん》じた生薬でアルツハイマー病の症状が改善された、動物実験では柴胡桂皮湯加芍薬《さいこけいひとうかしゃくやく》に神経細胞を保護し、異常な行動を抑制する効果が確認された、といった報告もあります。

このように、漢方薬の中には、痴呆症やアルツハイマー病など、老化にともなって発症率の高くなる脳の病気に有効なものが多く見つかっています。

漢方薬は薬効を持つ生薬をいくつも組み合わせたものですから、それらが複合的に働くことによって、痴呆をはじめとする老年病に効果を発揮してくれるものと考えられます。

そもそも中国では、病気に対して実質的な効果のある天然の薬として、古くから漢方薬の研究が盛んであったという背景がありますし、それが近年、動物実験や臨床実験などのいわば西洋医学的な視点からの裏づけがなされるようになり、より一般的に漢方薬の威力が確認されるようになっています。

ここでは、とりわけ老人性痴呆症やアルツハイマー病などに効果が確認されているものを図にまとめて紹介したいと思います。

◆痴呆症に利き目のある「漢方薬」とは◆

釣《ちょう》藤《とう》散《さん》	老人性痴呆症患者の意欲障害、感情障害、自覚症状、行動障害、睡眠障害などを改善した。アルツハイマー病患者の短期記憶、睡眠障害、幻覚、徘徊多動などを改善した。
当《とう》帰《き》芍《しゃく》薬《やく》散《さん》	痴呆症患者42人に8週間投与したところ、「やや有効」を含めて73.8％の有用度であった。アルツハイマー病患者の短期記憶、衣類の着脱、会話を改善した。老齢のラットの脳内の過酸化脂質を低下させ、SOD活性を増加させた。
黄《おう》連《れん》解《げ》毒《どく》湯《とう》	痴呆症の患者の易怒性、暴力、多弁、徘徊多動などに有効であった。痴呆症の患者の脳血流を増加させた。
抑肝散《よくかんさん》加《か》陳《ちん》皮《ぴ》半夏《はんげい》	痴呆症患者の計算力、会話能力低下を改善した。
人《にん》参《じん》養《よう》栄《えい》湯《とう》	アルツハイマー病患者の記憶・学習能力を改善させ、感情を安定させた。
四《し》物《もつ》湯《とう》	アルツハイマー病の動物モデルで有効性が認められた。慢性脳虚血ラットの学習行動障害に対して、痴呆症よりもアルツハイマー病により選択的に回復効果を示す可能性が示された。
加《か》味《み》帰《き》脾《ひ》湯《とう》	長期にわたってさまざまな睡眠薬や抗不安薬が無効であった高齢者の、精神不安と不眠を主訴とする神経症状に対して有効であった。
続《ぞく》命《めい》湯《とう》	脳梗塞ラットの脳血流量を著明に改善し、脳内グルコース代謝機能を改善した。痴呆症患者の痴呆、精神症状に関する項目の改善度が高かった。

（吉川敏一「老化予防食品の開発」より）

2章

老化の原因・活性酸素を退治する食品

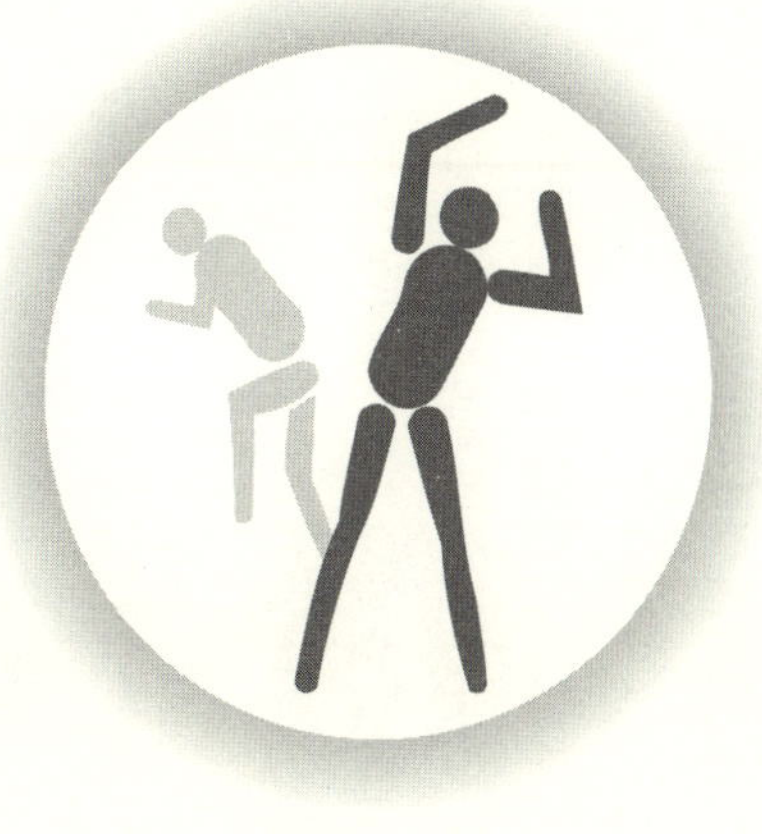

老化を防ぐ抗酸化食

序章で詳しく述べたように、老化や老年病をもたらす大きな要因は活性酸素であることが明らかになってきています。

それだけでは老化を説明できない、いまだ未解明の部分は残されているものの、活性酸素によって細胞や遺伝子が傷つけられたり、生体を構成するタンパク質や脂質などの構造が変質してしまい、本来の機能を果たせなくなったり、異常な働きをするようになってしまいます。そのために老化が進行したり、高血圧、動脈硬化、糖尿病、心臓病、さらにはガンといった加齢とともに増えてくる病気が引き起こされてくるわけです。

したがって、活性酸素の害を防いでくれる抗酸化作用のある食品を積極的に摂取することが、老化や老化にともなって増えてくる老年病を防ぐことにつながります。

実際、抗酸化食品を多く摂取している人ほど、老年病の発症率が低く、長寿の傾向が認められるとする研究結果が報告されています。

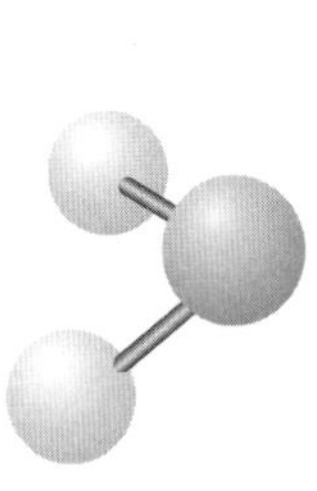

たとえば、フィンランドでは30～60歳の男女5133人を対象に20年間にわたる追跡調査を行ない、死亡者と生存者とでは摂取している食品や栄養素にどのような違いがあったかを調べています。その結果、植物に含まれるフラボノイドという抗酸化物質を含む食品（タマネギやリンゴ）を多く摂取している人ほど、長生きする傾向にあったことがわかっています。

オランダで65～84歳の高齢者805人を対象に行なわれた調査でも、やはりフラボノイドの摂取量が多い人ほど、死亡率や冠動脈疾患の発症率が低かったことが明らかにされています。

みなさんがよくご存じの緑茶のカテキンをはじめとして、これから紹介するトマトやピーマンなど、野菜や果物すなわち植物は優れた抗酸化物質を多く作り出すメカニズムを持っています。その理由について、簡単にふれておきたいと思います。

植物は太陽の光を受けて光合成を行ない、エネルギーを作り出していますが、周知のとおり、紫外線などはガンの原因になるものとされています。皮膚に紫外線があたると活性酸素が生成され、その活性酸素が皮膚に炎症やガンをもたらすのです。

光合成を行なわなければならない植物にとっても、紫外線を含む太陽の光はエネルギー生成に必要である一方、大量に活性酸素を生み出してしまうという悪影響も与えます。

植物が抗酸化物質を作り出す理由はまさにここにあります。活性酸素の害に常にさらされてしまうからこそ、それを除去する強力なメカニズムをみずからの体の中にきちんと備えているのだと考えられるのです。

ですから、植物が活性酸素の害からみずからを守るために作り出す抗酸化物質を私たちが食事で取り入れることで、私たちもまた活性酸素の害からみずからを守ることができるわけです。

植物ばかりでなく、動物の中にも抗酸化物質を作り出しているものがあり、それぞれ独自のメカニズムで活性酸素を除去して、老化や老年病の予防改善に役立ってくれることがわかってきています。

そのような優れた抗酸化食品をこれから紹介していきたいと思います。

1 トマト（リコピン）

老化にともなって衰える記憶力や学習能力の低下を防ぐ働きがトマトにはある、こんな研究結果が老化促進マウス（遺伝子の障害のため早期に老化現象が現れるマウス）を使って行なわれた実験から明らかにされています。

また、トマトに含まれるリコピンという成分は、非常に強力な抗酸化力を秘めており、その威力はベータカロチンの2倍、老化を抑え若さを保つビタミンとして有名なビタミンEの実に100倍とする研究報告もあります。

リコピンは、植物に多く含まれる天然色素カロチノイドの一種で、体内でビタミンAに変わるベータカロチンと同じ仲間に分類されます。

しかし、病気に対する抵抗力を高めてくれるビタミンAに変わるという性質がなかったため、ただの色素であると考えられてきたのですが、実は老化の抑制にたいへん素晴らしい威力を発揮してくれる強力な抗酸化作用を持っていたことが明らかにされたのです。

●リコピンの抗酸化作用

93ページの図は、一重項酸素という活性酸素の一種を消去する能力をさまざまな抗酸化物質について比較したものです。

一重項酸素は紫外線や放射線が酸素原子にあたって生成され、大量に作られると粘膜や組織に障害を与え、生活習慣病を引き起こす原因になると考えられています。

この一重項酸素を消去する力がリコピンは非常に強いことが、図を見るとわかります。また、一重項酸素にさらされることで生じる過酸化脂質の生成を抑制する働きのあることもわかっています。

過酸化脂質は動脈硬化などの生活習慣病や老化を促《うなが》す元凶となる物質ですから、その生成を抑制するということは、生活習慣病や老化の制御に有効であるといいかえることができます。

●記憶力や学習能力を改善

トマトと老化抑制との関わりについて、過酸化脂質の生成を抑える以外に、老化にともなって衰える記憶力や学習能力の低下を防ぐ働きもあるという興味深い実験データもあります。

この実験は、老化促進マウスを、トマトを混ぜたエサを与えられるグループとトマトを混ぜないエサを与えられるグループとに分け、その行動を観察するというものでした。その結果、トマトを混ぜたエサを与えられるグループのほうに、記憶力や学習能力が改善さ

◆「リコピン」の優れた抗酸化力とは◆

主な抗酸化物質の一重項酸素消去速度定数

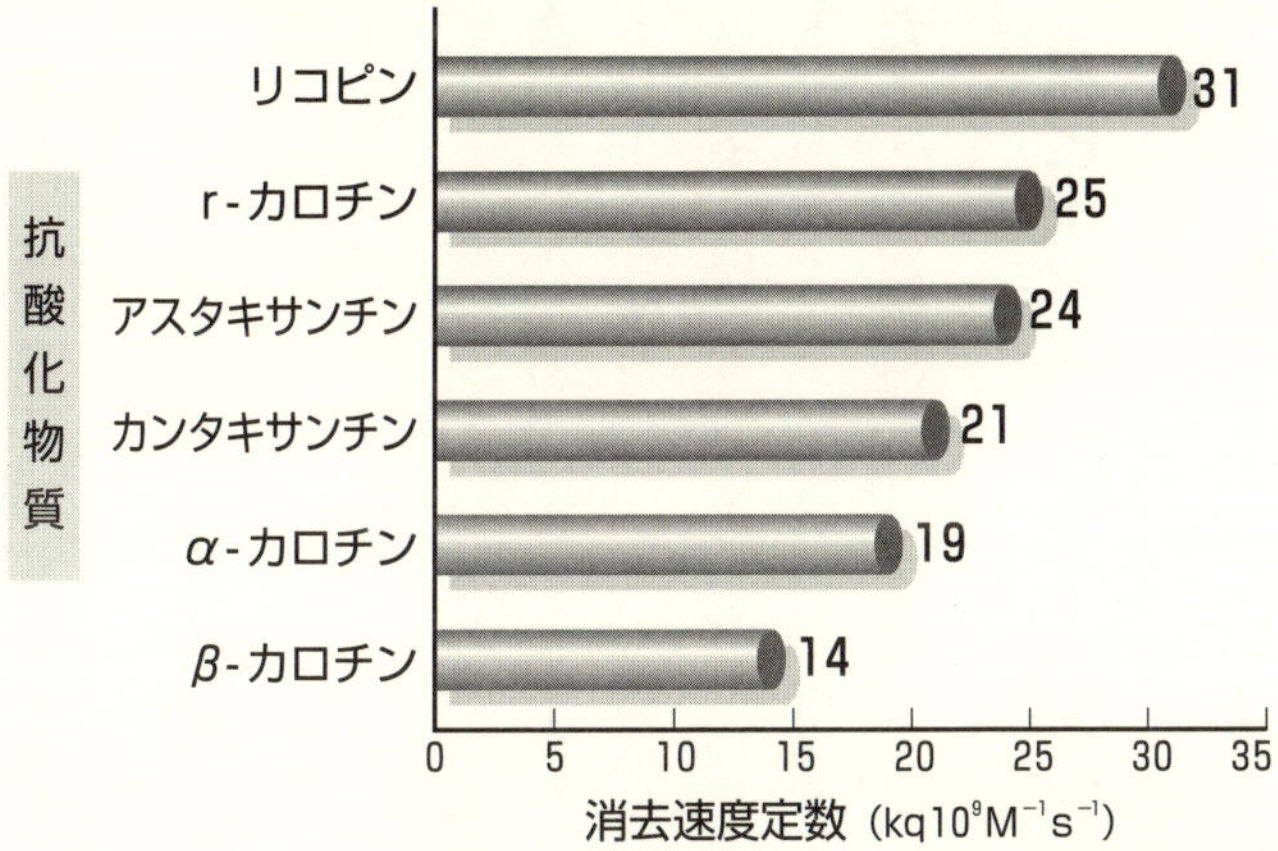

（1989年 DiMascioら）

れたと考えられる行動が見られたとしています。

　これがリコピンの効果なのかどうかは不明ですが、記憶力や学習能力の改善にトマトの摂取が有効であることは確かといえます。

●効果的な摂取のしかた

　この他、アメリカにおける研究では、リコピンおよびトマトが発ガンを抑制するのに有効であるという報告もあります。

　リコピンは、トマトの他にもスイカ、ピンクグレープフルーツ、柿などに含まれていますが、含有量がもっとも多いのはトマトです。

　しかも、生食用として流通しているピンク系トマトより加工用の赤系トマトのほうが、リコピンやベータカロチン、ビタミンC、食物繊維といった有効成分の含有量が多いという特徴があります。

また、吸収率の面でも、加工処理したもののほうが生のトマトより2、3倍優れているとされています。

つまり、生のトマトをかじるよりも、トマトジュースやトマトピューレなどを利用したほうが、トマトやリコピンに秘められた抗酸化作用、老化抑制作用、発ガン抑制作用などをより高いレベルで期待できるというわけです。

トマトソースを使ったパスタや煮込み料理をよく食べるヨーロッパには、「トマトが赤くなると医者が青くなる」といういい方があるそうです。トマトは熱に強いので、ヨーロッパの人たちがトマトソースのパスタやミネストローネなどをよく食べるのは、実に理にかなったトマトの摂取法といえるのです。

2 赤ピーマン、赤トウガラシ（カプサンチン）

カゴメ株式会社が、マウスを使った実験により、赤ピーマンには老化抑制作用があることを報告しています。その実験結果は驚くべきもので、エサに赤ピーマンを混ぜて与えられた老化促進マウスのほうが、普通食を与えられた正常なマウスよりも、老化の度合いが抑えられたというものでした。

老化促進マウスは、遺伝子の障害のため早期に老化現象が現れ、かつ促進的に老化が進行してしまう性質を持っています。それにもかかわらず、赤ピーマンを摂取したことで、普通食を与えられた正常なマウスより、老化が抑えられたというのですから、赤ピーマンの老化抑制作用がいかに素晴らしいかがわかります。

また、赤ピーマンに含まれるカプサンチンという成分には、血液中のコレステロールの酸化を防ぐ抗酸化作用、脳の機能低下を防ぐ効果も秘めていることが確認されています。

●赤ピーマンの有効成分

そもそも赤ピーマンというのは、緑色のピーマンを完熟させたものです。赤や緑の他にも、オレンジ、黄色、紫などのカラフルなピーマンを店先で見かけることが多くなりました。ただ、緑色のほうがいかにも野菜らしく見えますから、野菜の栄養がたっぷり含まれているのは緑色のピーマンで、赤いピーマンは食卓に彩《いろど》りを添えるものとイメージしている人が、もしかしたら多いかもしれません。

しかし、実際は反対です。緑色のピーマンを完熟させた赤ピーマンのほうが、多くの栄養素を含んでいるのです。

それをグラフに示したのが99ページの図です。ビタミンA、C、E、U、そしてカロチノイドのいずれも赤ピーマンのほうが格段に豊富なのです。

また、カプサンチンの含有量についても、さまざまな色のピーマンで比較してみると、濃い赤のピーマンが群を抜いていることが一目瞭然に示されています。

このカプサンチンとは、トマトのリコピンと同じくカロチノイドの一種で、リコピンと同様の強力な抗酸化作用があり、それと同時にリコピンとは違った働きもしてくれます。

●赤ピーマンの老化抑制作用

次ページのグラフは、カゴメ株式会社がマウスを使って赤ピーマンの老化抑制作用を調べた実験結果をまとめたものです。

対象とされたマウスは、赤ピーマンのペーストをエサに混ぜた老化促進マウスのグループ、普通食を与えられた老化促進マウスのグループ、そして普通食を与えられた正常なマ

◆赤ピーマンが老化の進行を抑制する◆

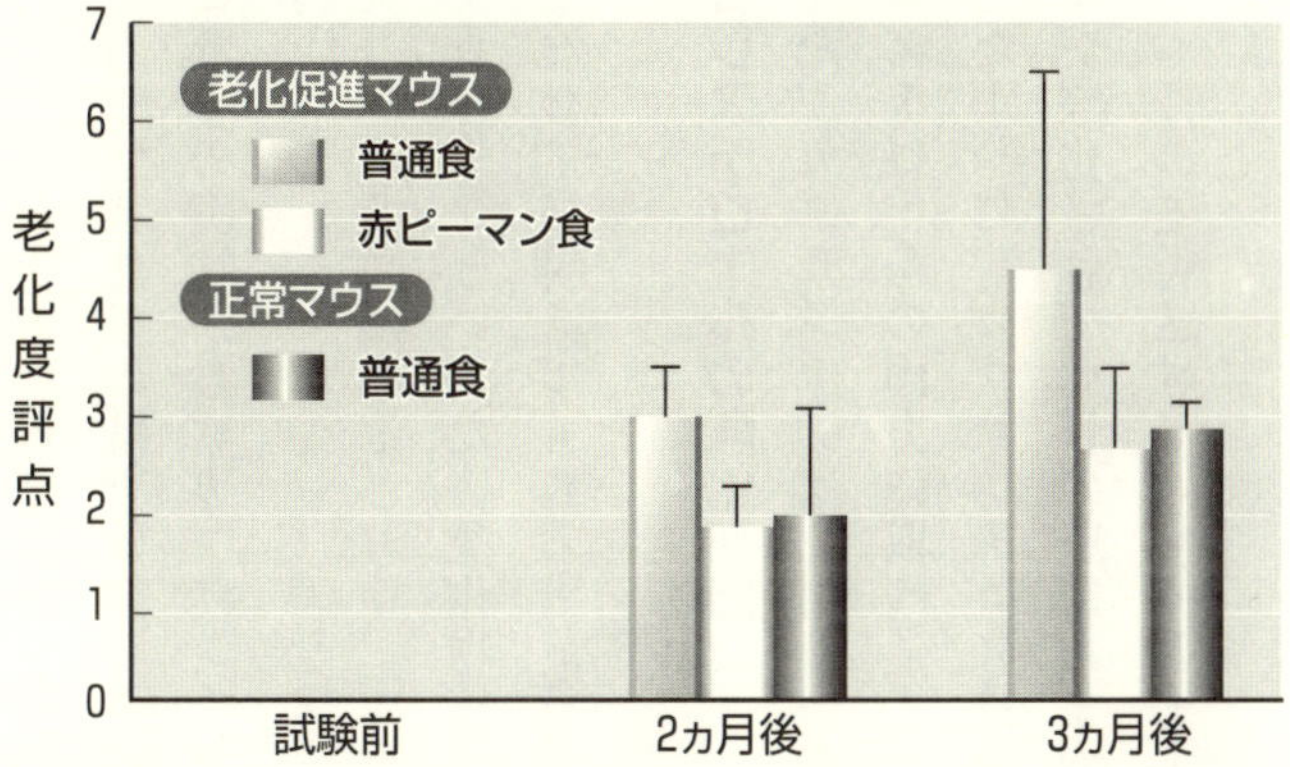

老化度評点：毛ヅヤや、行動、背骨の湾曲などの項目を点数化し、その合計点を老化進行度合いの指標とした。点数が高いほど進んでいる。

Suganuma et al., J. Nutr. Sci. Vitaminol., 45(1999)

ウスの3つのグループに分けられました。そして、毛のつや、脱毛の程度、背骨の湾曲、探索行動の有無などの項目を点数化し、その合計点を老化度評点として、それぞれのグループを比較しています。

その結果、普通食を与えられた正常なマウスよりも、赤ピーマンのペーストをエサに混ぜた老化促進マウスのほうが、老化の進行を抑えられたことが明らかになったのです。これは驚くべき結果です。

また、カプサンチンの効果を調べるために、老化促進マウスを使った同様の実験が行なわれています。

カプサンチンをエサに加えたこの実験では、赤ピーマンのペーストを使用したときとは異なり、老化度評点は高くなり、全体的な老化を抑制することはできなかったものの、記憶力や学習能力の低下は抑制されたという結果が得られています。

これらの実験から、カプサンチンは脳の働きを維持する効果に優れていることがわかります。

次ページの図にあるとおり、赤ピーマンには、カプサンチンの他、ビタミンCやE、ベータカロチンといった抗酸化物質が含まれているため、その相乗効果によって、生体の老化を全体的に抑えてくれるということがうかがわれます。

●コレステロールの酸化を防ぐ

また、カプサンチンは、血液中のいわゆる善玉のＨＤＬコレステロールと悪玉のＬＤＬコレステロールの両方に取り込まれる性質があります。

したがって、カプサンチンの抗酸化作用が発揮されることによって、ＬＤＬコレステロールが酸化されて血管の壁にたまってしまうのを防ぎ、すでに血管壁にたまっているコレステロールを除去するというＨＤＬコレステロールの働きを維持するのに役立つと考えられます。

◆赤ピーマンの優れた効能とは◆

赤ピーマンと緑ピーマンの栄養成分の比較

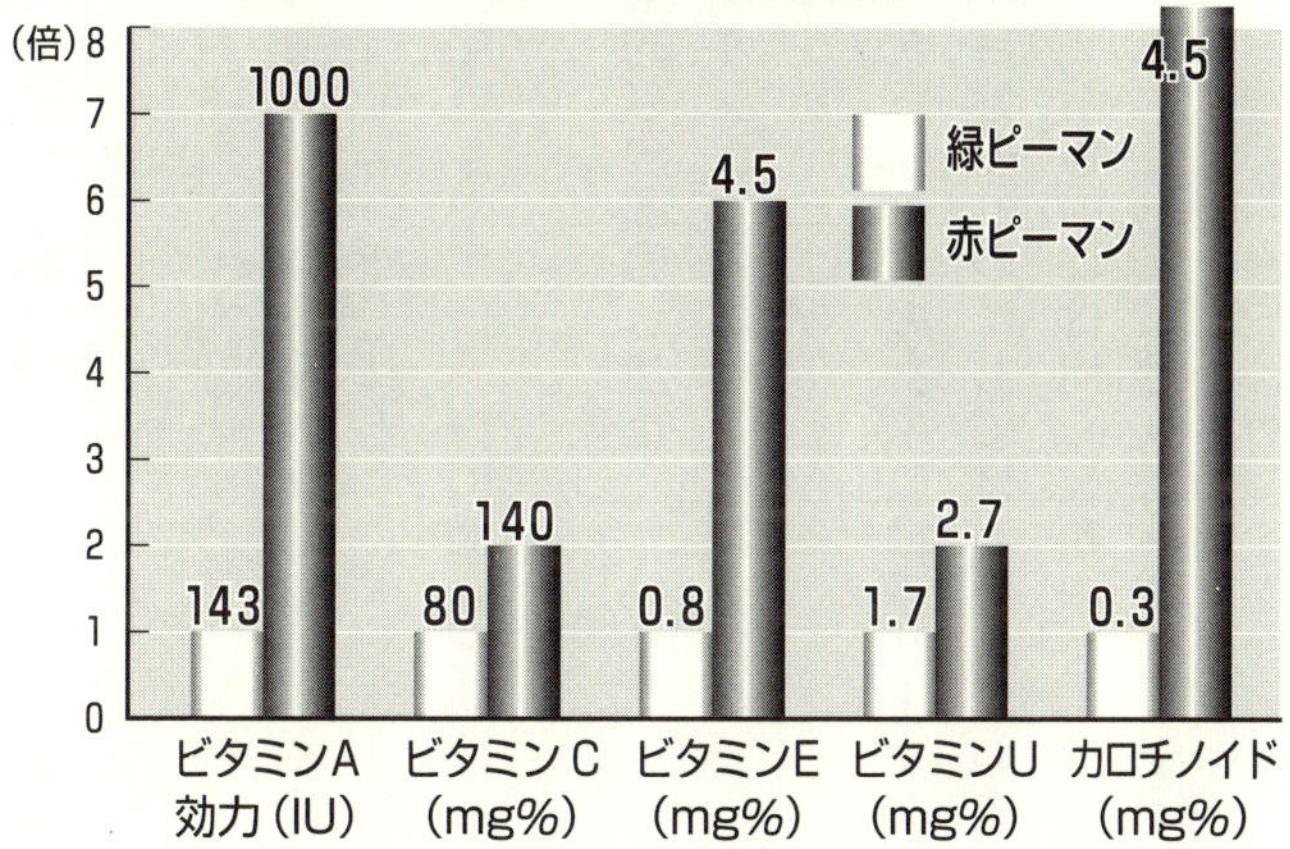

砂堀ら、日本栄養・食料学会大会にて発表(1997)

熟度によるカプサンチン含量の変化

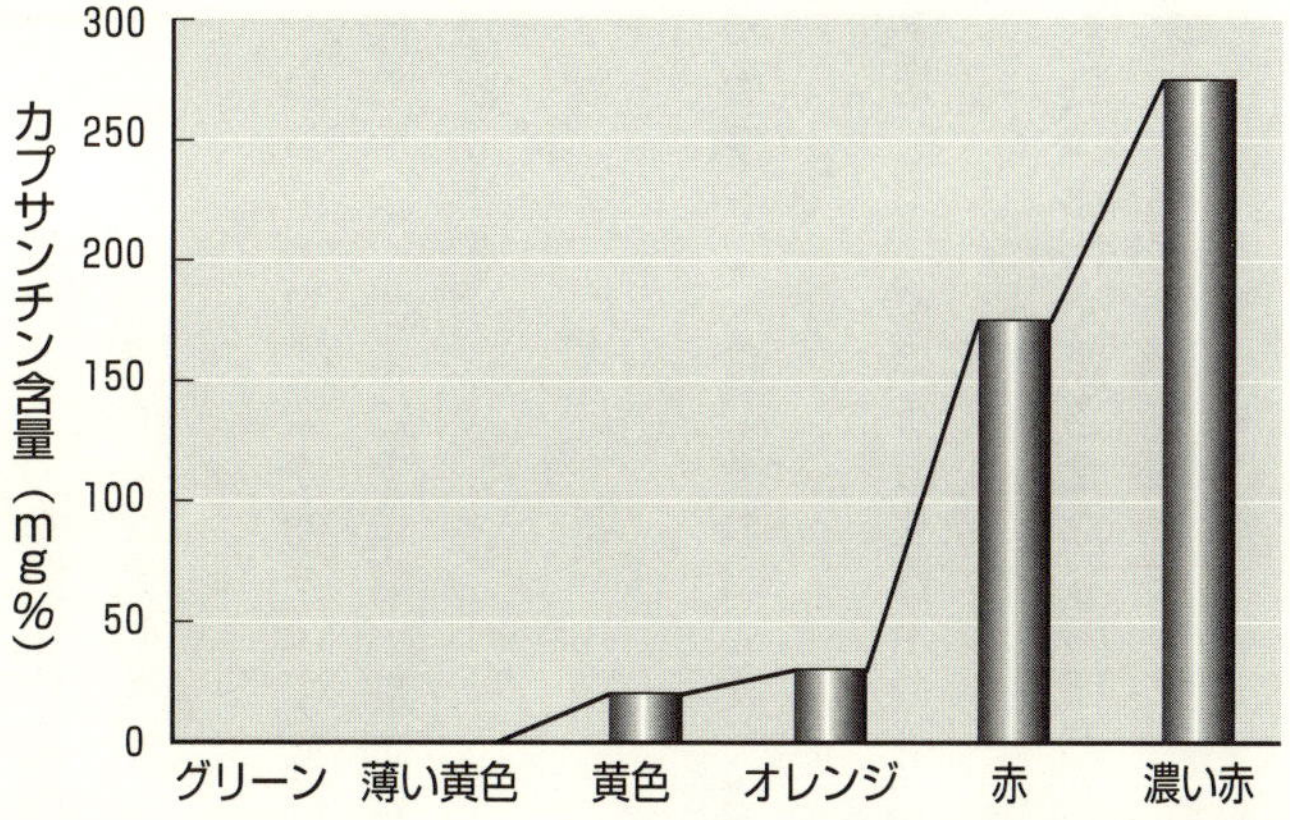

Deli et al., J. Agric. Food Chem., 44(1996)

トマトのリコピンの場合、悪玉のＬＤＬコレステロールが酸化するのを防ぐ作用のあることがわかっていますが、赤ピーマンのカプサンチンは悪玉、善玉のいずれにも好ましい働きかけをしてくれるという点が特徴といえます。

こうした抗酸化作用のあるトマトや赤ピーマンは、コレステロールがたまって動脈硬化になるのを防いでくれますし、それは脳への血液の流れをよくすることにも、加齢によって弱っていきやすい心臓の働きを助けることにもつながります。

●効果的な摂取のしかた

トウガラシもカプサンチンを含んでいますが、トウガラシは一度にそれほどたくさん食べられるものではありません。

ですから、毎日の食事には赤ピーマンを積極的に利用して、その抗酸化作用や老化抑制作用を自分のものにしてほしいと思います。

また、基本的には同じ種類のピーマンでありながら真っ赤に完熟させたものほど有効成分が豊富ですから、色の濃い真っ赤なピーマンを選ぶことがポイントになります。

3 緑黄色野菜（ベータカロチン）

ベータカロチンの特徴的な働きは、強力な抗酸化作用にあります。同じく抗酸化作用があり、老化を防ぎ若さを保つビタミンとしてよく知られているビタミンEの50倍もの抗酸化力があるという報告もあります。

また、老化にともなって低下しやすい免疫力を高め、皮膚や粘膜、目の健康を維持するのにも欠かせない成分です。

●ベータカロチンの抗酸化作用

103ページのグラフは、血液の成分の一種である血漿《けっしょう》を取り出し、試験管の中で活性酸素を発生させて、血漿中に過酸化脂質がどの程度作られるかを調べた結果をまとめたものです。当然、過酸化脂質が多く作られるほど、活性酸素の害が大きいことを示します。

グラフを見ると、血漿の中にベータカロチンが多く含まれている状態では、過酸化脂質の生成が抑えられていますが、時間が経過してベータカロチンが減少するにしたがって、過酸化脂質が大量に作られていることがわかります。

ですから、血液の中にベータカロチンをたっぷり補っておくことが、老化をもたらす原因となる活性酸素から身を守る重要なポイントになるわけです。

●プロビタミンA

ベータカロチンは、体内に入ると必要に応じてビタミンAに変化するという特徴を持っています。この性質のため、プロビタミンAと呼ばれることもあります。ベータカロチンを多く含む代表的な食品は、ニンジン、パセリ、シソなどの緑黄色野菜です。

なお、ビタミンAは、レバー、ウナギ、アナゴ、プロセスチーズなど、動物性食品に多く含まれる成分です。

このビタミンAは、眼球の光を感じるロドプシンという成分を構成し、皮膚や粘膜を健康に保つという重要な役割を担《にな》っていますので、欠乏すると夜盲症を引き起こしたり、皮膚や粘膜に炎症ができたりします。

また、粘膜や組織を丈夫に保ち、病気に対する抵抗力を高めるのにも必要不可欠なビタミンです。

◆「ベータカロチン」の優れた抗酸化力とは◆

血漿中のカロチノイドと過酸化脂質

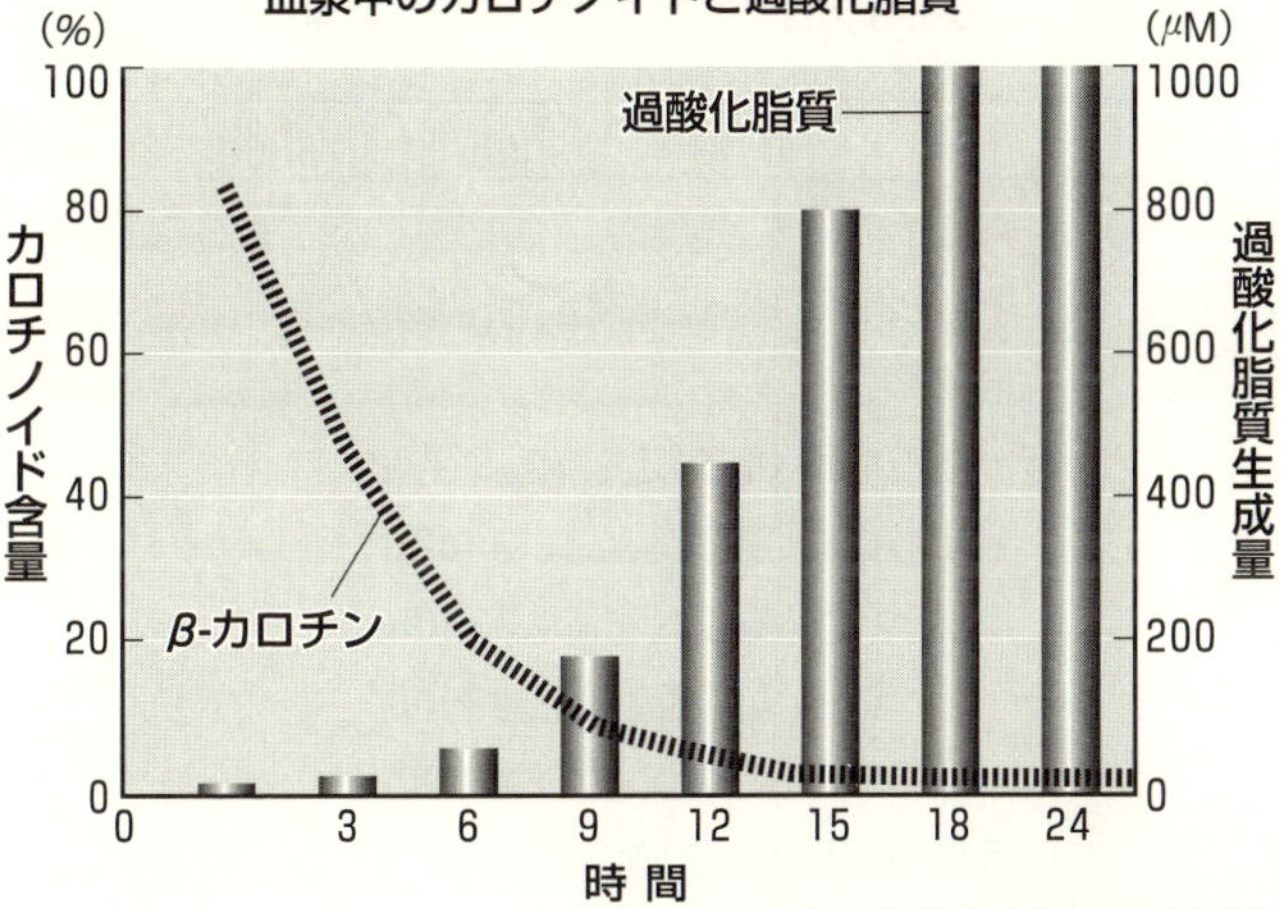

Ojima et al., Free Rad. Biol. Med., 15(1993)

ただし、大量に摂取すると過剰症を招《まね》くことがありますので、５０００ＩＵが許容上限摂取量とされています。

これに対して、ベータカロチンは、すでに述べたように必要に応じてビタミンＡに変換されますので、過剰摂取の心配はまずありません。

また、未変換のものは、体内で活性酸素の害を抑える抗酸化作用を発揮してくれます。

加齢によって病気にかかりやすくなったり、皮膚や粘膜、目の機能が低下しがちになりますから、これらを予防するためにも、積極的に摂取するように心がけてほしい有効成分です。

◆この食べ物で「ベータカロチン」は摂れる◆

おもな緑黄色野菜のカロチン含有量

(μg/100g あたり)

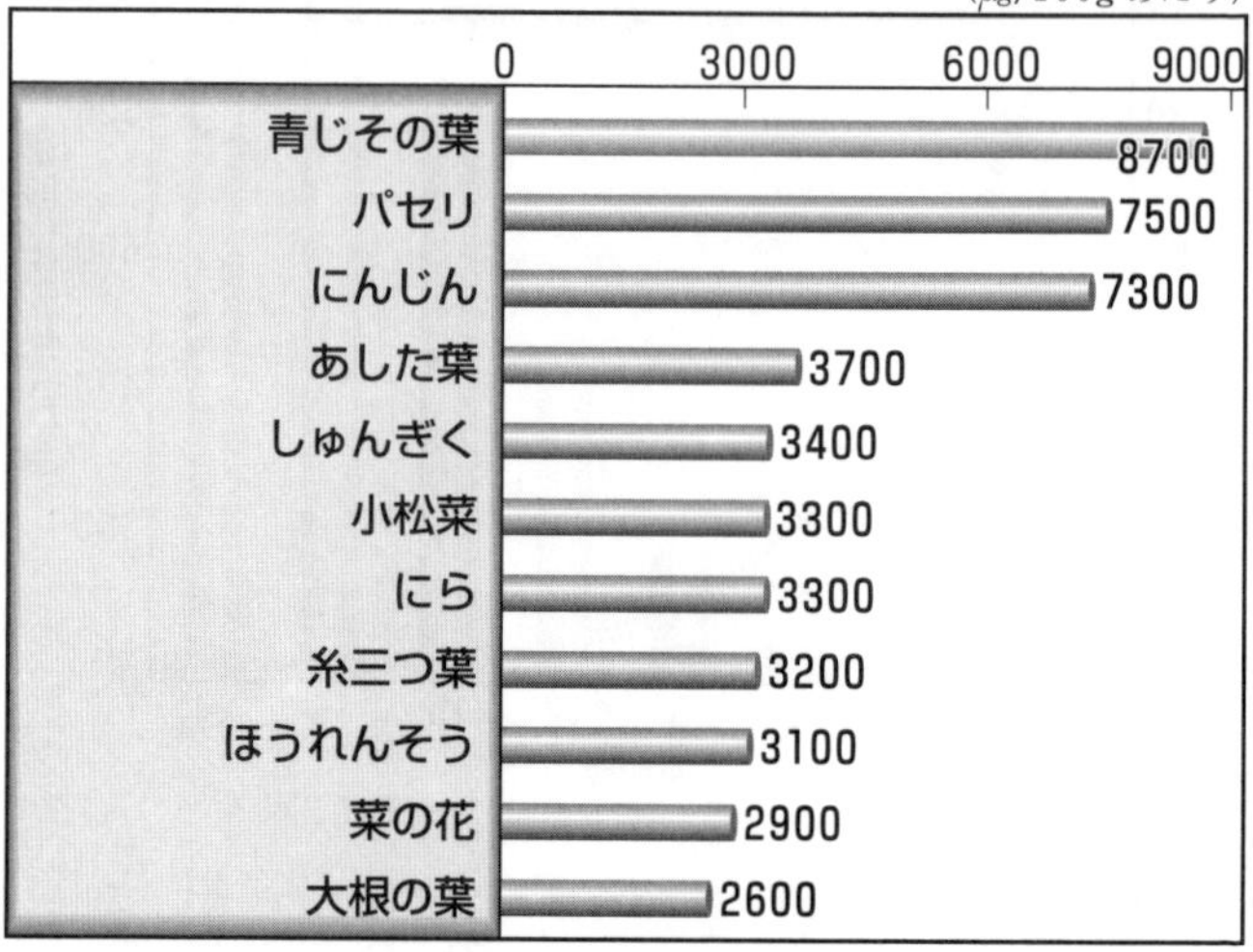

ビタミンA(効力)を含む食品

(IU/100g あたり)

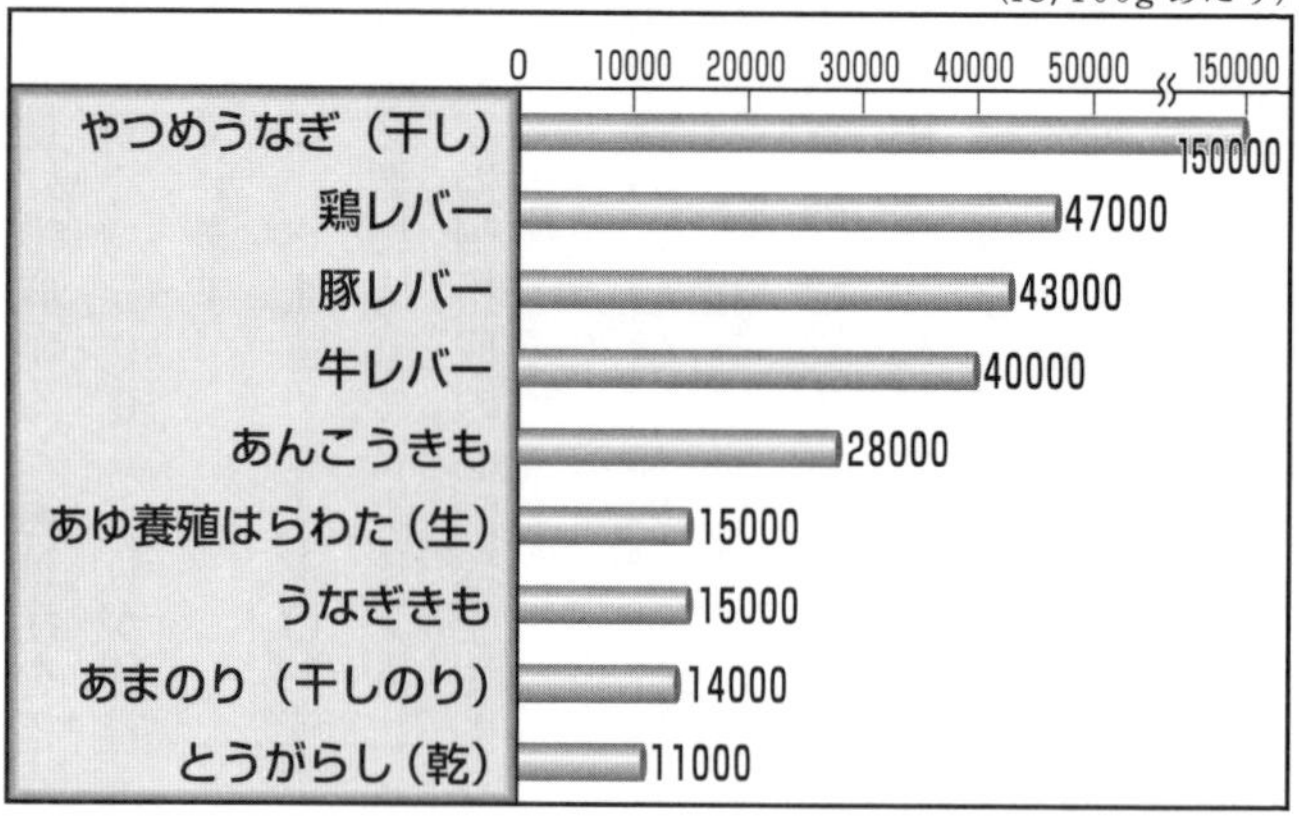

●効果的な摂取のしかた

ベータカロチンは熱に強いので、炒《いた》めたり煮込んだりしても損なわれません。また、油といっしょに摂取すると吸収率が高まりますから、てんぷらにしたり、バターを使ってグラッセなどにするといいでしょう。

ただし、ニンジンの皮は薄くむくのがポイントです。皮に近い部分や葉のつけ根に近い部分にベータカロチンが豊富に含まれているからです。

4　アスタキサンチン

優れた抗酸化作用を持つカロチノイドの中でも、活性酸素の害を防ぐ効力が第1位の最強の抗酸化物質といわれているのがアスタキサンチンです。

私たちの研究グループは、アスタキサンチンの抗酸化作用を調べるための実験を行ない、平成9年度の日本臨床栄養学会でその結果を発表しました。

実験の方法は、オキアミから精製したアスタキサンチンを2週間にわたって摂取してもらい、その前後で、LDLコレステロールが酸化されるまでの時間を計るというものです。

アスタキサンチンは、0・6ミリグラム、1・8ミリグラム、3・6ミリグラム、7・2ミリグラム、14・4ミリグラムと量を5段階に分けました。

その結果、3・6〜14・4ミリグラムのアスタキサンチンを摂取した場合、LDLコレステロールが酸化されるまでの時間が長引くことがわかりました。つまり、多くの量を摂取したほうが、それだけ活性酸素の害を防ぐ抗酸化作用が強く働くということが確認できたのです。

また、年をとってくると、ものがよく見えなくなってきます。目が見えなくなる原因として多いのが、加齢黄斑《おうはん》変性症です。アスタキサンチンを多く含む食品を摂取すると、黄斑部の病気が改善してくることも私たちは見つけています。

●効果的な摂取のしかた

アスタキサンチンは赤い色をした魚に多く、タイ、キンキ、メバル、キンメダイ、サケ、カニ、イクラ、エビの殻などに含まれています。

タイの皮やエビの殻などは、食べずに捨ててしまいがちですが、このような魚の赤い部分にこそ多く含まれていることに注意してください。アスタキサンチンは熱を加えてもあまり破壊されませんので、煮たり焼いたりして柔らかくなった皮の部分なども食べるようにすると、最強の抗酸化物質をムダなく摂取することができます。

サクラエビやオキアミなど、丸ごと食べられるものを多くメニューに取り入れるのもおすすめです。

なお、アスタキサンチンは活性酸素を取り込むと、アスタキサンチンじたいが酸化されて抗酸化作用が失われてしまいます。そこで、酸化されたアスタキサンチンをもとにもどしてくれるビタミンCをいっしょに摂取するようにしてください。刺身や魚料理にダイコンおろしやツマを添えたり、カボスやレモンをふりかけるのは、風味を増すばかりでなく、効果的に活性酸素の害を抑える方法です。

5 ポリフェノール

私たちは、赤ワインを飲むと体内の活性酸素を抑えてくれることを見いだし、１９９４年、学術雑誌に発表しました。これがきっかけで日本にワインブームが起こりました。

日本にワインブームが巻き起こった１９９５年、アメリカでは「ワインの健康に関する研究」に200万ドルの予算が計上されました。何かと悪者扱いされることはあっても、アルコールが健康にいいという理由で資金を投入して公的な研究対象となったのは、歴史上はじめてのことです。

もちろんこれは、抗酸化物質ポリフェノールを含むワインをもっと詳細に研究しようというねらいがあってのことです。

現在、ポリフェノールの優れた抗酸化作用は一種類だけではないことがわかってきました。ワインの原料であるブドウの種子に含まれるポリフェノールの主成分プロアントシアニジンという物質は、赤ワインの色や味の決め手であることがわかっています。プロアントシアニジンには、抗酸化作用ばかりでなく、加齢にともない発症リスクが増加する高血圧や糖尿病、糖尿病性網膜症などの症状を改善する効果が確認されています。

また、ワインに含まれるリスベラトールという物質にも、アルツハイマー病やパーキンソン病などにかかりにくくなるといった働きが期待できるとする研究報告があります。

●ポリフェノールの抗酸化作用

日常的にワインをよく飲む習慣があるフランス人には、心臓病や動脈硬化などが原因で死亡する人が世界的に見て非常に少ないということが、専門家の間ではよく知られています。

フランス人は、肉やクリームなどを使った脂肪分の多い食事を好みますが、脂肪が多い食事を取っているとコレステロールが増加し、心臓病や動脈硬化などのリスクが高まるにもかかわらず、そうした病気による死亡率がフランスでは低いというので、「フレンチ・パラドクス」と呼ばれているのです。なお、老人性痴呆症の発症率もフランスでは低くなっています。

ワインに含まれる抗酸化物質ポリフェノールが、悪玉のＬＤＬコレステロールが酸化されるのを防いでいることを、私たちはボランティアの人の実験で証明しました。これが、心臓病や動脈硬化などを防ぐのに大きな役割を果たしているのです。

ポリフェノールは植物の種子や皮に多く存在する抗酸化物質で、赤ワインの原料となるブドウにたいへん多く含まれています。

ヨーロッパではブドウ種子から抽出したポリフェノールが、血管治療薬として現在すでに使われています。ブドウ種子ポリフェノールが「フレンチ・パラドクス」の秘密を握っていたことを突きとめたのです。

ポリフェノールには、抗酸化作用の他にも、動脈瘤《りゅう》改善作用、網膜症改善作用、毛細血管抵抗性改善作用、視力障害改善作用などがあり、高血圧や動脈硬化、糖尿病、糖尿病性網膜症などの症状を改善する効果が確認されています。

●リスベラトールの秘密

ワインに含まれるリスベラトールという物質もさまざまな効果の期待できることが明らかになってきています。

リスベラトールは、ブドウがカビの害からみずからを守るために作る物質で、ブドウの葉、種子、皮に多く存在しています。ワインに含まれるリスベラトールは、コレステロールの酸化を防ぎ、抗炎症作用もあり、さらにガンの発症や進行を抑制する作用もあることが報告されています。

また、1999年に発表された新しい研究報告では、「毎日グラス1杯半のワインを飲み続けると、記憶力の回復に役立ち、アルツハイマー病やパーキンソン病などにかかりにくくなる。これは、リスベラトールに脳の細胞どうしを結びつけたり活性化させる働きがあるから」としています。

◆「ポリフェノール」の優れた効能とは◆

ブドウ種子ポリフェノール(GSE)の動脈硬化予防作用

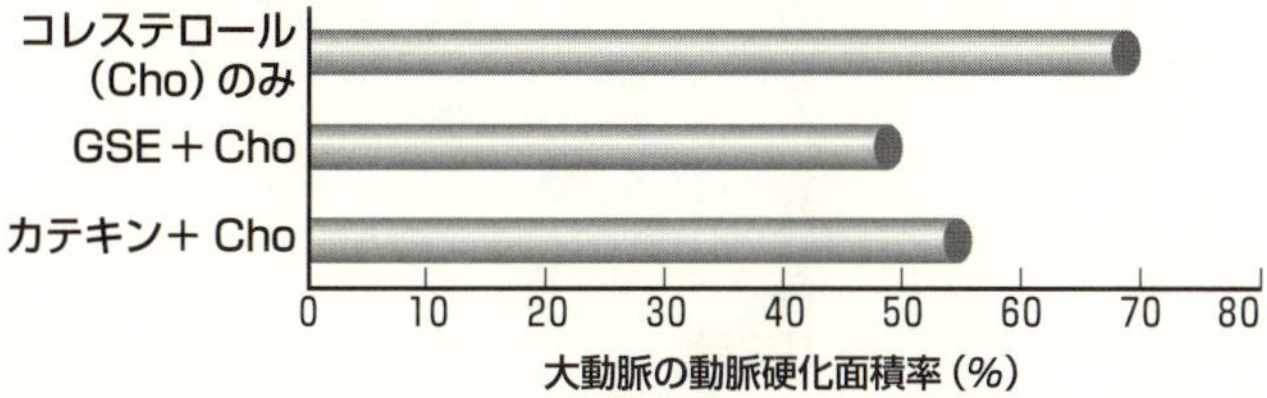

1％コレステロール(Cho)を混ぜた飼料を8週間にわたり摂取したウサギは高い確率で動脈硬化となったが、同じ飼料にGSEを2.5％添加させて同じ期間摂取したウサギは、動脈硬化症罹病率が低下した。

ブドウ種子ポリフェノール(GSE)の大腸腫瘍予防効果

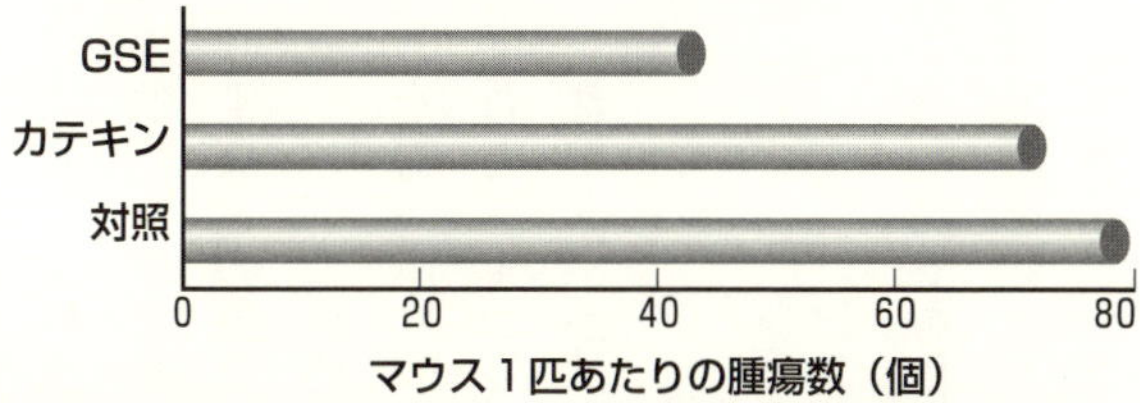

あらかじめAPC遺伝子に傷を付けられているマウスは、大腸腫瘍になりやすい体質を持っている。GSEを1％添加した飼料を6週間摂取したマウスは、大腸腫瘍傷罹病率が低下した。

ブドウ種子ポリフェノール(GSE)の糖尿病予防効果

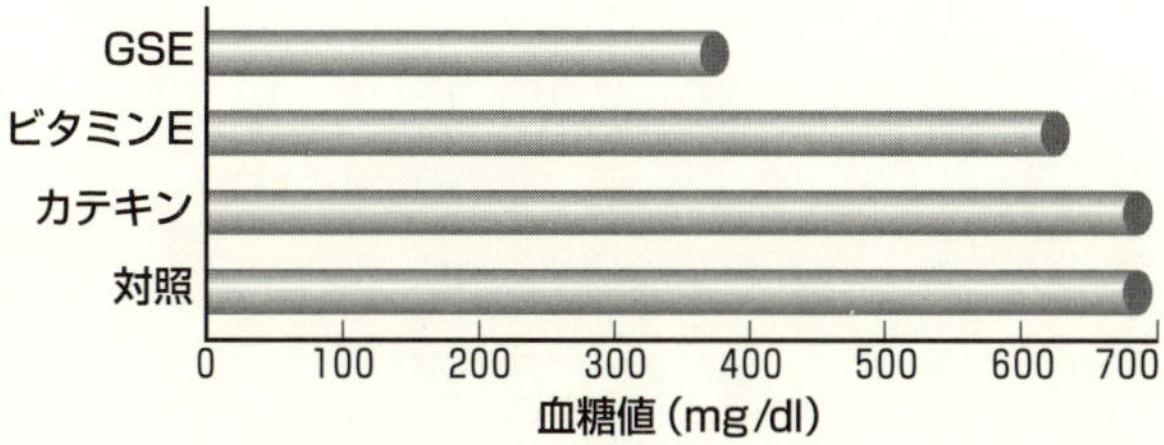

糖尿病となったラットの一群に4ヵ月間、GSEを0.5％添加した飼料を摂取させた結果、この一群では、血糖値の低下と糖化タンパク質の低下、そして白内障発生率の低下が認められた。

プロアントシアニジンやリスベラトロールを含むワインが、老化にともなって発症しやすい多くの病気を予防するのに、たいへん効果的であることが、いくつもの研究によって裏づけられていることがおわかりいただけると思います。

なお、ポリフェノールは、ブドウの他、ココアやコーヒー豆、茶葉、オレンジやレモンなどの柑橘《かんきつ》類、タマネギやブロッコリーなどの野菜にも含まれています。

緑茶のカテキン、タマネギのケルセチン、大豆のイソフラボン、ブルーベリーのアントシアニンなども、素晴らしい抗酸化力を持つポリフェノールの一種なのです。

私たち研究グループは、ココアを飲むと悪玉コレステロールが体内で酸化されるのを防ぐことを見いだし、発表しました。これがきっかけでココアブームが起こったことを記憶されている方もおられると思います。

●効果的な摂取のしかた

ワインに限らず、アルコールは適量の範囲であれば、ストレス解消に役立ちます。ストレスは老化や老年病の原因となる活性酸素を発生させますから、お酒を飲んで楽しい時間を過ごすことは、気分をリフレッシュさせるばかりでなく、実は老化や老年病の予防にも

◆この飲み物に「ポリフェノール」が豊富だった◆

各種飲料の全フェノール含有量

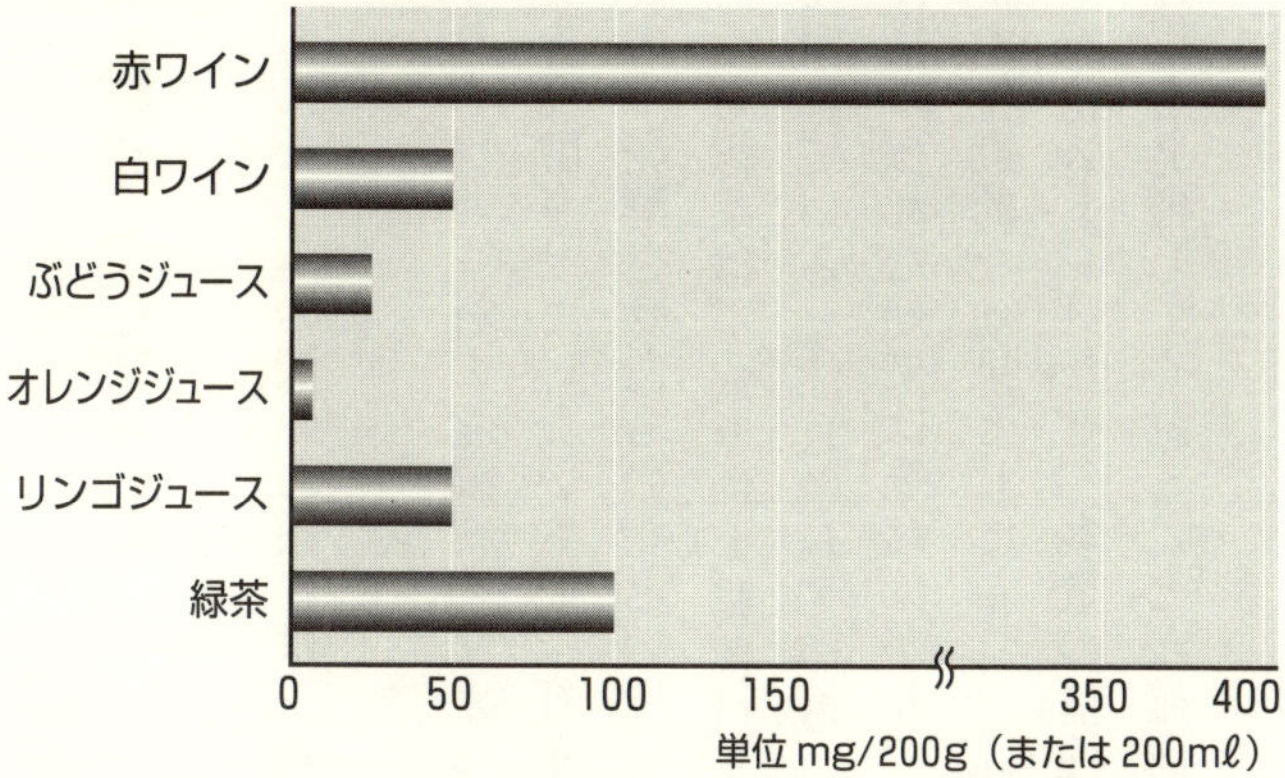

A, L. Waterhouse の報告（Wine & Spirits, 1994）より
※赤ワイン、緑茶データはメルシャン（株）酒類技術センター

効果的なのです。

また、適量のアルコールが、血小板の凝集を抑制して血栓ができるのを防ぎ、悪玉のＬＤＬコレステロールを低下させ、善玉のＨＤＬコレステロールを増加させる働きのあることもわかっています。日本酒のなかにはクエン酸を多く含んだ玄酒《くろざけ》もあり、疲労回復に役立つでしょう。

ですから、お酒は健康を害するものと決めつけてしまわず、適量をうまく楽しむようにするといいでしょう。

なお、ヌーボーのような若いものより、熟成させたワインのほうが、ポリフェノールを多く含み、より強力な抗酸化作用が期待できることもわかっています。

6 緑茶（カテキン）

私たちになじみの深いお茶には、緑茶やウーロン茶、紅茶など、さまざまな種類があります。

いずれもツバキ科の常緑樹の葉から作られますので材料は同じというわけですが、緑茶は茶葉を発酵させていないもの、紅茶は茶葉を発酵させたもの、ウーロン茶は緑茶と紅茶の中間の半発酵させたもの、というようにそれぞれ製法に違いがあります。

このうち緑茶は、病原性大腸菌O‐157などの細菌をやっつけてくれる殺菌作用にたいへん優れていると注目されていることは、みなさんご存じだろうと思います。しかし、緑茶に秘められた効果はそればかりではありません。

緑茶の特徴的な効果として、正常な状態では生体にとくに大きな影響を与えないものの、老化や酸化ストレスなど、多量の活性酸素が発生するような状況では、たいへん強力な抗酸化作用を発揮してくれることが確認されているのです。

◆この飲み物に「カテキン」が豊富だった◆

茶類のカテキン類の含有率（乾物中の%）

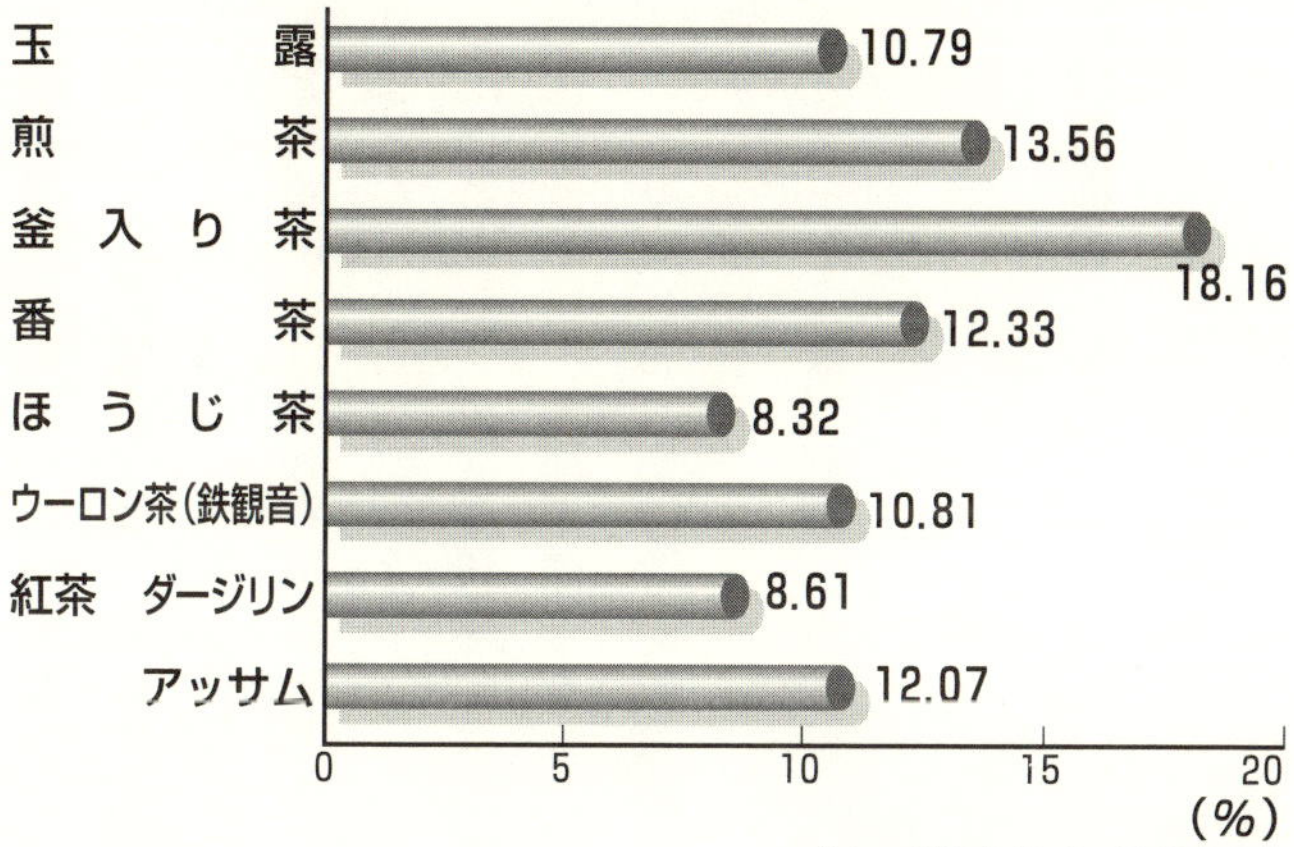

（池ヶ谷賢次郎氏の資料より）

●カテキンの抗酸化作用

その主役となるのは、緑茶の主成分であるカテキンです。

ラットを使ってカテキンの効果を調べるさまざまな実験が行なわれていますが、たいへん興味深い報告がありますので、紹介してみましょう。

飼料にカテキン混合物を含ませて飼育したラットとふつうのエサを与えられたラットを比較してみたところ、数週間や数カ月ではとくに大きな違いは見られなかったものの、13～19カ月実験を続けると、カテキンを摂取していたラットのほうが、加齢によって増加する過酸化脂質（TBARS）を約25パーセント抑制できたことがわかりました。

私たちは、抹茶のカテキンを摂取した人から採取した血漿《けっしょう》にある悪玉ＬＤＬコレステロールに対して、活性酸素が強制的に生成されるような処置を施《ほどこ》したところ、カテキンを摂取しなかった場合と比べて明確な抗酸化作用が確認できました。その作用はお茶を飲んでから１～２時間にかけて強く現れました。カテキンが吸収されて体内で作用していることもわかりました。

こうしたことから、正常な状態では生体にとくに大きな影響を与えないように見えるものの、老化にともなって増えてくる合併症や、また酸化ストレスなど多量の活性酸素が発生するような状況では、カテキンは強力な抗酸化作用を発揮してくれる、ということが考えられます。

なお、カテキンには抗ガン作用もおおいに期待できることがわかってきました（218ページ参照）。

●効果的な摂取のしかた

緑茶は、カテキンの他にも、水溶性フラボノイド類、脂溶性カロチノイド類、ビタミンＣ、Ｅなど、抗酸化作用を持つ成分を含んでいます。こうした有効成分が相乗効果を発揮

◆緑茶の主な成分とその効能とは◆

カテキン	発ガン予防、抗腫よう、抗酸化、血中コレステロール低下、血圧・血糖上昇防止、血小板凝集防止、抗菌、抗インフルエンザ、虫歯予防、口臭防止など
ビタミンB	糖尿病予防、肩こり・腰痛防止
ビタミンC	動脈硬化防止ストレス解消、風邪防止
ビタミンE	老化防止
カロチン	発ガン防止
カフェイン	覚せい、利尿
フッ素	虫歯防止
テアニン	カフェイン打ち消し作用、リラックス効果
フラボノイド	口臭防止
多糖類	血糖低下

（小国伊太郎・静岡県立大教授調べ）

して、抗酸化作用や抗ガン作用をもたらしてくれているものと考えられます。

上に、緑茶に含まれる主な成分とその効果をまとめてみました。それら多くの優れた効果を期待するには、お茶を飲むばかりでなく、茶殻も食べるという方法をおすすめしたいと思います。たとえば、残った茶殻を乾燥させて粉末にし、鰹節《かつお》などと混ぜ合わせてふりかけにしてみると、ムダなくお茶を利用できます。また、お茶でうがいをすれば風邪の予防に効果的です。

なお、鉄剤を利用している方は、お茶といっしょに飲まないように気をつけてください。カテキンには鉄の吸収を妨げる働きがあるからです。

7 タマネギ（ケルセチン）

フラボノイドの一種で、タマネギに多く含まれる抗酸化物質ケルセチンは、老化の原因となる活性酸素の害を防ぐ抗酸化作用と、人体に有害な金属をはさみこむ形で体外に排出するキレート作用との相乗効果を発揮するものと考えられています。

オランダやフィンランドで行なわれた調査から、タマネギやリンゴなどケルセチンを含む食品の摂取量が多いほど、心臓病の発症率や死亡率が低くなることが明らかにされています。

●ケルセチンの作用

ケルセチンを投与したマウスから血漿を採取し、銅イオンと反応させて活性酸素を発生させ、その後、血漿《けっしょう》中にどの程度の過酸化脂質が生成されているかを調べるという実験が行なわれています。

その結果、ケルセチンを与えたグループのほうが、与えなかったグループより、過酸化

◆「ケルセチン」の優れた抗酸化力とは◆

ケルセチン投与によるラット血漿の抗酸化活性の比較

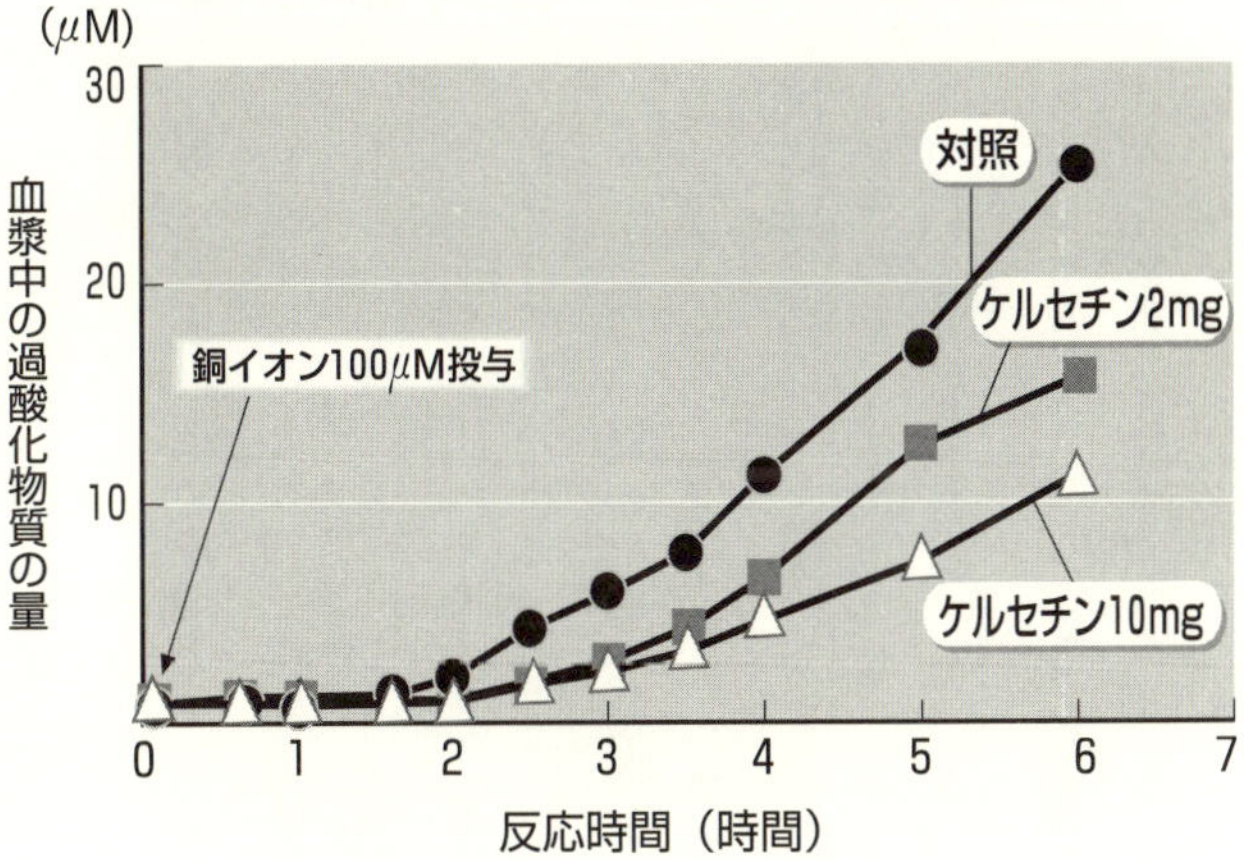

食品に含まれているケルセチンの量

（mg／100g）

タマネギ	28～49
レタス	0.7～3.0
そら豆	2.0
イチゴ	0.8～1.0
リンゴ	2.1～7.2
赤ワイン	0.4～1.6
紅茶	1.7～2.5

脂質の生成は抑えられており、しかもケルセチンを多く投与したグループのほうが高い抗酸化力を示していました。

タマネギに多く含まれるケルセチンには、このような強い抗酸化作用もありますが、銅イオンなどの金属イオンを体内で沈着させずに排出する、キレート作用というユニークな働きも確認されています。このキレート作用と抗酸化作用とが相乗的に作用することにより、活性酸素の害を防いでくれるものと考えられます。

65～84歳のオランダ人男性を5年間にわたって調査した結果からは、抗酸化物質を多く摂取している人ほど、心臓病を患《わずら》う確率が低くなっていることが明らかにされています。オランダ人は、タマネギやリンゴなどケルセチンを多く含む食品をよく食べるようですが、その中でも抗酸化食品を多く摂取している人のほうが、心臓や血管などの病気になる人が少なかったわけです。

フィンランドで行なわれた研究でも、やはりケルセチンなどの抗酸化物質を多く摂取している人ほど、長生きする傾向にあると報告されています。

また、タマネギを刻むと涙が出てきますが、この催涙成分にも血栓を防ぐなどの働きがあることが確認されています。

●効果的な摂取のしかた

タマネギは味噌汁の具にすると、味噌の大豆に含まれている抗酸化物質イソフラボンと効果を高め合って、より高い抗酸化作用が期待できます。また、熱を加えても効果は変化しないので、生でサラダにしたり、野菜炒めやカレーなどの煮込みに利用するなど、さまざまな方法でタマネギを食べるようにするといいでしょう。

8 ピクノジェノール

ピクノジェノールとは、フランス南西部のボルドーとピレネー山脈の間の大西洋沿岸に生えている松の木から抽出したエキスのことです。

ピクノジェノールには、健康にいいとブームになった赤ワインに含まれる抗酸化物質ポリフェノールの主成分プロアントシアニジンが60％、さらに殺菌作用に優れたお茶の抗酸化物質カテキン類が32％含まれています。

このような成分構成からも、ピクノジェノールが強力な抗酸化作用を秘めていることがわかりますが、赤ワインやお茶とは異なる素晴らしい働きをいくつもあわせ持つことも明らかになっています。

その筆頭にあげられるのは、細胞死を引き起こす有害物質から脳の神経細胞を守ってくれるという働きです。

●脳の神経細胞を守る働き

アルツハイマー病では、アミロイドと呼ばれるタンパク質が脳の神経細胞に沈着して、脳の機能低下を引き起こすことが知られています。

ラットから神経細胞を採取して培養したものにこのアミロイドを加えると、神経毒性が生じ、神経細胞が死んでしまいますが、ピクノジェノールを加えると細胞死を抑えることができたという研究報告があります。

それを表したのが次ページの上のグラフです。ピクノジェノールを多量に加えると、100%に近い割合で細胞死をくい止めていることが示されています。

また、下のグラフは、過剰な量のグルタミン酸をマウスの脳の神経細胞に加えて、ピクノジェノールの効果を調べたものです。過剰なグルタミン酸は神経細胞を殺してしまうこ

◆「ピクノジェノール」の優れた効能とは◆

1μM のアミロイドβ-プロテイン添加後のラット脳細胞の毒性に対するピクノジェノールの効果

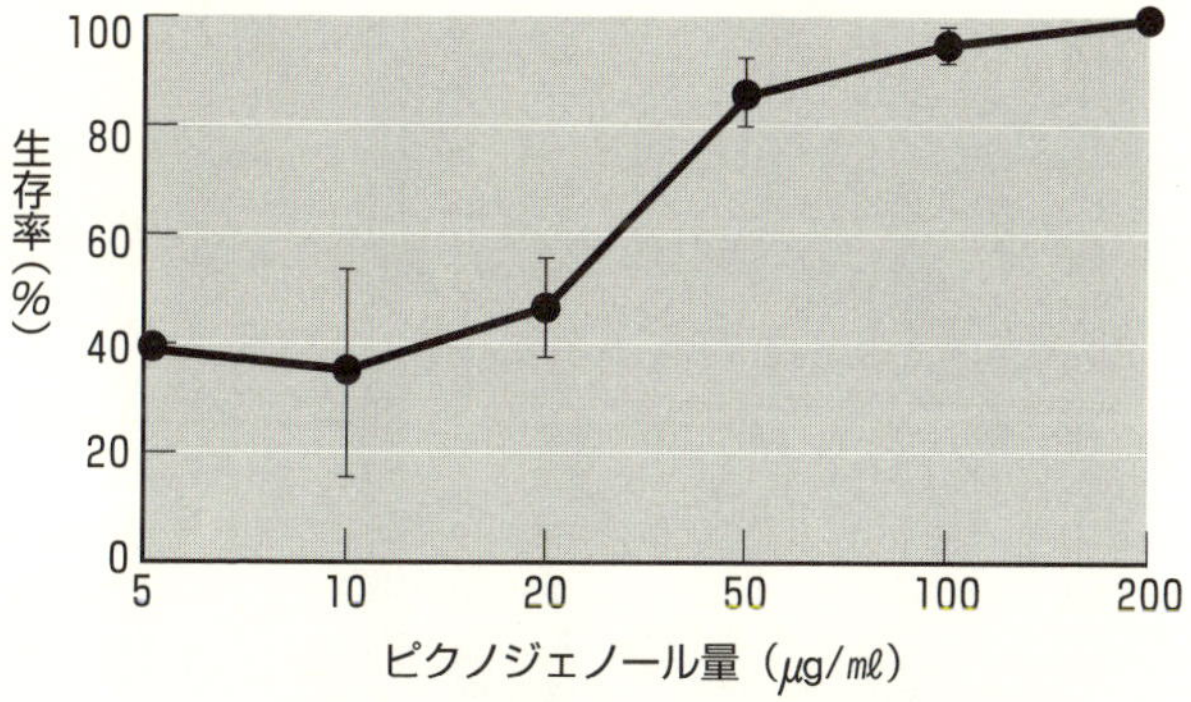

各値は3回の実験値の平均値と標準誤差を示す

（Rohdewald 1998）

過剰量のグルタミン酸添加により生ずるマウス海馬の神経細胞の毒性に対するピクノジェノールの予防効果

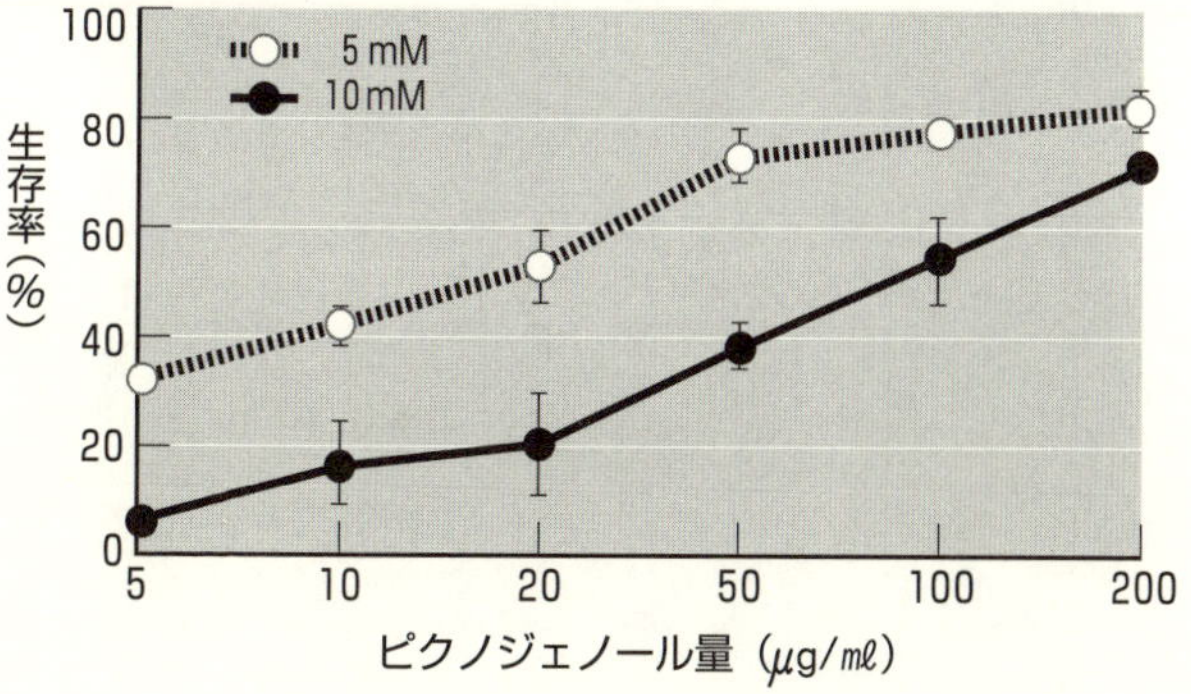

各値は3回の実験値の平均値と標準誤差を示す

（Rohdewald 1998）

とがわかっていますが、ピクノジェノールを加えると、細胞死が抑えられることが確認できます。つまり、細胞死を引き起こす物質の害から脳の神経細胞を守ってくれる働きが、ピクノジェノールにあるのです。

●抗ウイルス作用により免疫力を増強

さらに、抗ウイルス作用により免疫機能を維持する働きも報告されています。

これは、LP-BM5レトロウイルスというウイルスに感染させたマウスにピクノジェノールを与えるという実験から明らかにされています。ウイルスをやっつけるために働いてくれるナチュラルキラー細胞が、ウイルスの毒性によって減少することなく、正常なレベルを保持していたのです。

この結果から、ピクノジェノールを摂取すると、ウイルスの害に負けることなく免疫力を高く保てることがわかります。

この他、血小板の凝集や血管の収縮を抑えたり、血圧を安定させる作用なども確認されています。

このピクノジェノールは、アメリカではすでにたいへんな注目を集めているサプリメントで、最近では日本でも入手可能になってきています。

9 イチョウ葉エキス

イチョウ葉エキスは、現在、ヨーロッパで痴呆症やアルツハイマー病に対する治療薬として認められていますが（54ページ参照）、老化や老年病を引き起こす原因になる各種の活性酸素を除去する働きがたいへん強いことも知られています。

人の白血球に活性酸素を発生させてイチョウ葉エキスを加えるという実験では、活性酸素の害を85％抑制したという報告もあります。

動脈硬化や高血圧といった生活習慣病、さらには脳の機能障害など、加齢にともなってリスクの増える多くの病気に対して、たいへん優れた威力を発揮してくれる抗酸化力を持った健康食品なのです。

●イチョウ葉エキスの薬効成分

イチョウ葉にはおよそ２０００種もの成分が含まれていますが、イチョウ葉エキスとして製品化されているものは、フラボノイド類24％、テルペンラクトン（ギンコライド、ビロバライド）6％、その他の成分70％という構成比率になっています。

この配分がもっとも効果的であると公表したのは、イチョウ葉エキスを最初に開発したドイツの製薬会社のシュワーベ製薬です。そして、他の製薬会社の製品もこれにならっているというのが現状です。

フラボノイド類というのは、植物に含まれる、抗酸化作用を持つ物質の総称です。お茶のカテキン（114ページ参照）やタマネギのケルセチン（118ページ参照）も、フラボノイドの一種に分類されます。

テルペンラクトン（ギンコライド、ビロバライド）は聞いたことのない方が多いと思いますが、イチョウ葉独自の成分で、やはり抗酸化作用に優れています。

また、70％の「その他の成分」もきわめて重要で、フラボノイド類やテルペンラクトンの効果を引き出し、さらにイチョウ葉エキスならではの薬理効果を最大限に発揮させるキーポイントと考えられています。

ただ、残念なことにどのような成分が「その他の成分」に含まれているのかは、現在のところ明らかにされていません。

◆「イチョウ葉エキス」の優れた抗酸化力とは◆

イチョウ葉エキスの各種ラジカル消去作用

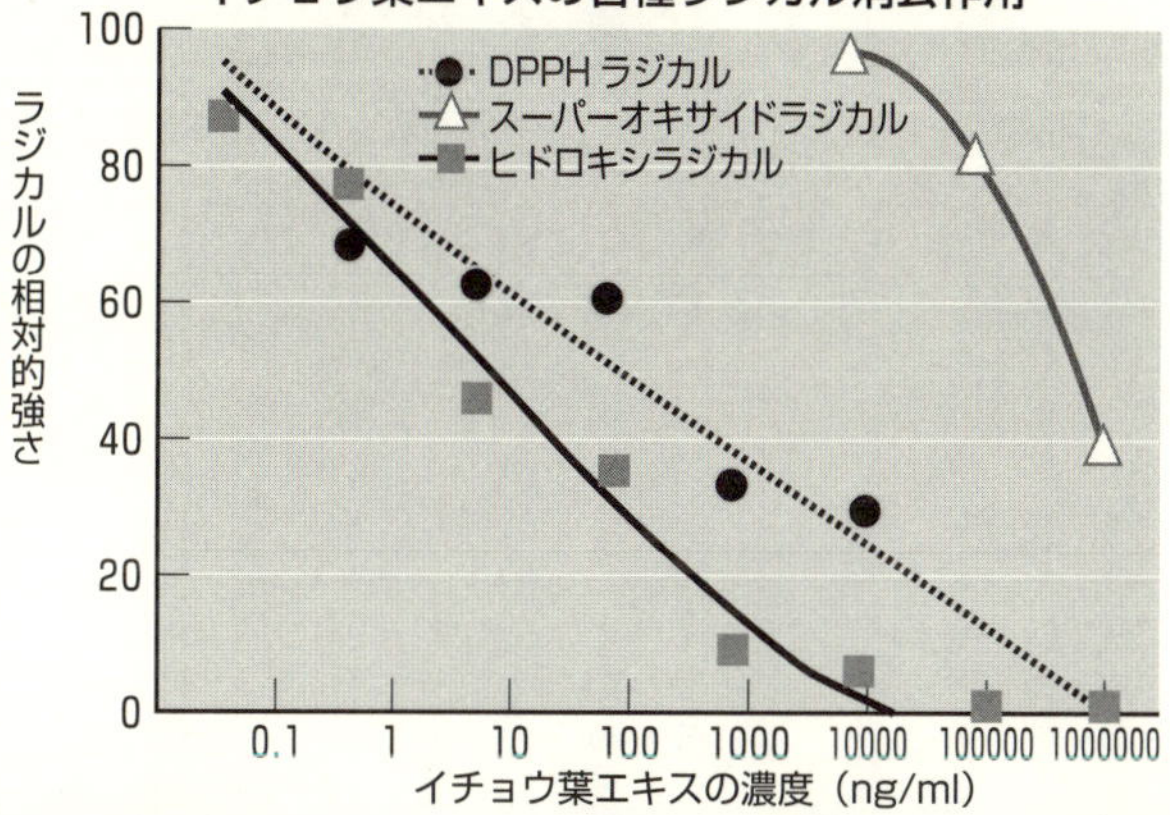

イチョウ葉抽出パウダー 10g を 100ml 蒸留水に溶解後、100℃、15 分間加熱処理。同溶液を遠心後、フィルター処理し、100mg/ml 溶液として凍結保存し、用時調整して用いた。

（吉川敏一編「フラボノイドの医学」より）

シュワーベ製薬は「その他の成分」についてもほぼ解明しつつあるとのことですから、イチョウ葉エキスがどのようなメカニズムで動脈硬化や痴呆症などを予防改善してくれるのか、はっきり判明する日もそう遠くはないと思われます。

●イチョウ葉エキスの抗酸化作用

54ページで紹介したように、イチョウ葉エキスは、有効な手だてが確立されていない痴呆症やアルツハイマー病に顕著な治療効果があると認められています。

具体的には、活性酸素によって酸化された血液中のコレステロールが血管壁にこびりつくのを防ぐ、コレステロールが血管壁にこびりついて血管が固くなる動脈硬化を予防改善する、ドロドロの血液が血栓などを作るのを防ぐ、といった作用を発揮してくれるのです。

フランスでは、人の静脈の内皮細胞を過剰酸素状態に置いたあとにイチョウ葉エキスを加え、内皮細胞の致死率を調べるという実験が行なわれました。この実験から、イチョウ葉エキスを加えた内皮細胞の致死率は25％だったのに対して、何も加えなかった場合の致死率は40％という結果が得られました。

また、人の白血球に活性酸素を発生させてイチョウ葉エキスを加えるという実験では、活性酸素の害を85％抑制したという報告もあります。

なお、活性酸素にはヒドロキシラジカル、スーパーオキサイドラジカル、ＤＰＰＨラジカルなどがあり、それらを消去するイチョウ葉エキスの働きを調べた結果をまとめたのが、前ページのグラフです。細胞を酸化させ老化や老年病を引き起こす、各種の活性酸素を除去する働きがたいへん強いことがわかります。

ただし、イチョウ葉エキスに秘められているのは、こうした抗酸化作用ばかりではありません。未解明のものも含めていくつもの有効成分を秘めた健康食品ですから、いくつもの健康効果が得られます。

その結果、動脈硬化や高血圧といった生活習慣病、さらには脳の機能障害など、加齢にともなってリスクの増えるさまざまな病気予防に効果的であると、多くの専門家の注目を集めているのです。

10 プロポリス

プロポリスの有効成分は、強力な抗酸化作用を持つフラボノイドです。しかも、約40種ものフラボノイドを含んでおり、その抗酸化力は数ある抗酸化食品の中でも群を抜く素晴らしさを誇ります。

フラボノイドの他にも、ビタミンA、B、C、E、Dといった各種のビタミン、セレン、亜鉛、カルシウム、鉄、銅、マグネシウム、カリウムなどのさまざまなミネラルを含んでいます。このうちビタミンCとEは抗酸化ビタミンと呼ばれるほど優れた抗酸化力を発揮してくれますし、セレンと亜鉛も人の体内で作られる抗酸化酵素スーパーオキサイドディムスターゼ（SOD）を活性化するのに必要な成分です。

この構成成分を見ても、プロポリスの抗酸化力の素晴らしさがうかがえます。

●プロポリスの作用

そもそもプロポリスというのは、ミツバチが集めてくる植物の樹脂や花粉、それとミツバチ自身の分泌液で作られたものです。ミツバチがプロポリスを巣の入り口に塗ることによって、巣の内部はほとんど無菌の清浄な状態に保たれているといいます。抗菌作用や抗炎症作用、鎮痛作用のある民間薬として、ヨーロッパでは古くから注目され、「天然の抗生物質」として利用されてきました。

しかも、プロポリスは、各種のビタミン類やミネラルの他、人の体内で作れない必須アミノ酸をすべて含んでいます。

つまり、プロポリスは非常に栄養価の高い健康食品であり、加えていまだ解明されていない未知の有効成分も複合的に関係し合うことで、強力な抗酸化力を発揮して活性酸素の害を抑える、細胞の働きを活性化する、血管の壁を丈夫に保ち血液循環をスムースにする、免疫機能を高める、アレルギーや炎症を抑える、といった効果を発揮してくれるものと考えられています。

それが、老化や老年病のリスクを減少させる、病気になりにくい体質を作るのを助けて

◆「プロポリス」の優れた栄養組織とは◆

プロポリスに含まれるアミノ酸

アルギニン	4mg	アラニン	6mg
リジン	2mg	グリシン	9mg
ヒスチジン	2mg	プロリン	9mg
フェニルアラニン	4mg	グルタミン酸	18mg
チロシン	3mg	セリン	6mg
ロイシン	7mg	スレオニン	5mg
イソロイシン	4mg	アスパラギン酸	8mg
メデオニン	2mg	トリプトファン	2mg
パリン	5mg	システン	3mg

プロポリスに含まれる栄養成分

リン		19.0mg/100g	ビタミンE	δ-トコフェロール	検出せず
鉄		0.20mg/100g	葉酸（プテロイルグルタミン酸）		5μg
カルシウム		6.7mg/100g	ビオチン		6.4μg
マグネシウム		14.0mg/100g	ナイアシン（ニコチン酸）		0.90mg/100g
亜鉛		5.62ppm	ビタミンF	リノール酸	0.10%
ビタミンE	総トコフェロール	24.9mg/100g		リノレン酸	0.05%
	α-トコフェロール	2.3mg/100g		アラキドン酸	0.02%
	β-トコフェロール	0.6mg/100g	ビタミンP	ケルセチン	15mg/100g
	γ-トコフェロール	22.0mg/100g		ケンフェロール	41mg/100g

全日本プロポリス協会の試料（乾燥重量20％濃度）による

くれることにつながっているのです。

●抗ガン作用

1990年の日本癌《がん》学会で、ガン細胞を殺す性質の物質がプロポリスから抽出されたという研究結果が報告されました。翌1991年の日本癌学会でも、胃ガン、肝臓ガン、肺ガンなどの患者に対して、ガンの改善が確認されたと報告されています。

老化や老年病のリスクが高まるとガンの危険も増大しますが、プロポリスは医学的にしっかり抗ガン作用の認められた健康食品としておすすめすることができます。

●効果的な摂取のしかた

プロポリスは化学的に製造される医薬品ではありませんし、ミツバチが樹液を集めてくる木の種類によっても、成分構成が微妙に異なってきます。つまり、産地によってプロポリスの薬効にも微妙な差が生じるといわれています。一般的には、ブラジル産のユーカリ由来のものが上質であるとされています。

なお、緑茶といっしょに摂取すると薬効が低下するという報告もあります。

11 ゴマ

紀元前3世紀ごろに中国で書かれた『神農本草経』には、

「ゴマを食べると、心臓、肝臓、脾臓、腎臓、肺の機能を高める。肌、骨、脳に活力を与える。ゴマを日常的にずっと食べていると身が軽くなり、年をとっても若くいられて老いない」

とあります。

まさに不老長寿の妙薬であるように記述されていますが、それが決して誇張ではなく、老化抑制に有効であることが、老化促進マウスを使った実験によって明らかにされています。

ゴマに特有の抗酸化物質に加え、タンパク質、ビタミンB群、ビタミンE、鉄、カルシウム、リン、セレンなど、実にさまざまな薬効成分が含まれていることがわかっており、しかもゴマの抗酸化物質は食事で摂取して体内に取り入れられると、優れた抗酸化力を発揮するようになることも確認されています。

●さまざまな有効成分

ゴマの成分の中で、ゴマを特徴づけているものは、セサミノール配糖体、セサモリン、セサミンと呼ばれる物質です。いずれも抗酸化作用を発揮してくれるのですが、それぞれ興味深い働きを持っています。

セサミノール配糖体は、実はそれじたいに抗酸化力はありません。それが、食事で体内に取り入れられると、腸内細菌の働きによってセサミノールに変換され、抗酸化作用を持つようになります。

セサミンじたいにも抗酸化作用はほとんど認められないのですが、やはり体内に入ってから抗酸化作用を発揮しているらしいことが、最近の研究でわかってきています。

セサモリンの場合は、ゴマからゴマサラダ油を製造する過程でセサミノールに変換されます。

つまり、私たちの体の中に取り入れられたときに、その効力を発揮するようになるわけです。なお、セサミンにはアルコールの分解促進作用、肝機能の増強作用もあります。さらにコレステロール低下作用、乳ガン細胞の増殖抑制作用、免疫機能改善作用などがあるという研究報告もあります。

◆ゴマの優れた栄養組成とは◆

ゴマ種子の主な成分(100gあたり)

脂　肪(g)	53.1 脂肪酸組成(%) リノール酸 46.0 オレイン酸 39.6 パルチミン酸 9.5 ステアリン酸 4.4
タンパク質(g)	19.8
鉄(mg)	21.9
カルシウム(mg)	1121.0
リン(mg)	611.5
ビタミンB_1(mg)	1.5
ビタミンB_2(mg)	0.25
ナイアシン(mg)	6.0
ビタミンE(mg)	28.0
フィチン酸(mg)	2434.6
セレン(mg)	0.53

この他、タンパク質、ビタミンB群、ビタミンEなども含みますし、鉄やカルシウム、リンなどのミネラル類、動脈効果やガンなどの予防に役立つとされる微量元素セレンも含みます。

小さなゴマですが、実にさまざまな健康効果が期待できる、栄養価の高い食品だということがおわかりいただけると思います。

●ゴマの老化抑制作用

椙山《すぎやま》女学園大学が老化促進マウスを使って、ゴマの老化抑制作用を調べる実験を行なっています。

実験は、ゴマを20%添加したエサを与えるグループと、ふつうのエサを与えるグループとに分けた老化促進マウスを7カ月間、飼育するというものです。

その結果、ゴマを添加したエサを与えられたグループは、普通食のグループに比べて、行動や体毛のつや、目の周囲にできる炎症の程度などの面で、明らかに老化度が抑えられていたことがわかりました。

ゴマのかわりにセサミノールをエサに0・1％加えて行なった同様の実験でも、やはりセサミノールを摂取したグループのほうが、老化度は低く抑えられていました。

各種の成分を含むゴマはもちろんのこと、セサミノールにも、老化抑制作用のあることが明らかにされたのです。

●効果的な摂取のしかた

ゴマ油は、菜種油や大豆油と異なり、傷みにくいという特徴があります。油は古くなると、粘度が出てきたり、不快な匂《にお》いを発するようになりますが、ゴマ油の場合は長く使っても変質しくいのです。

油が傷むのは、酸素にさらされて酸化されてしまうことが原因です。しかし、ゴマ油は強い抗酸化作用があるため、酸化されにくい性質を持っているのです。

◆ゴマがさまざまな老化症状を抑制する◆

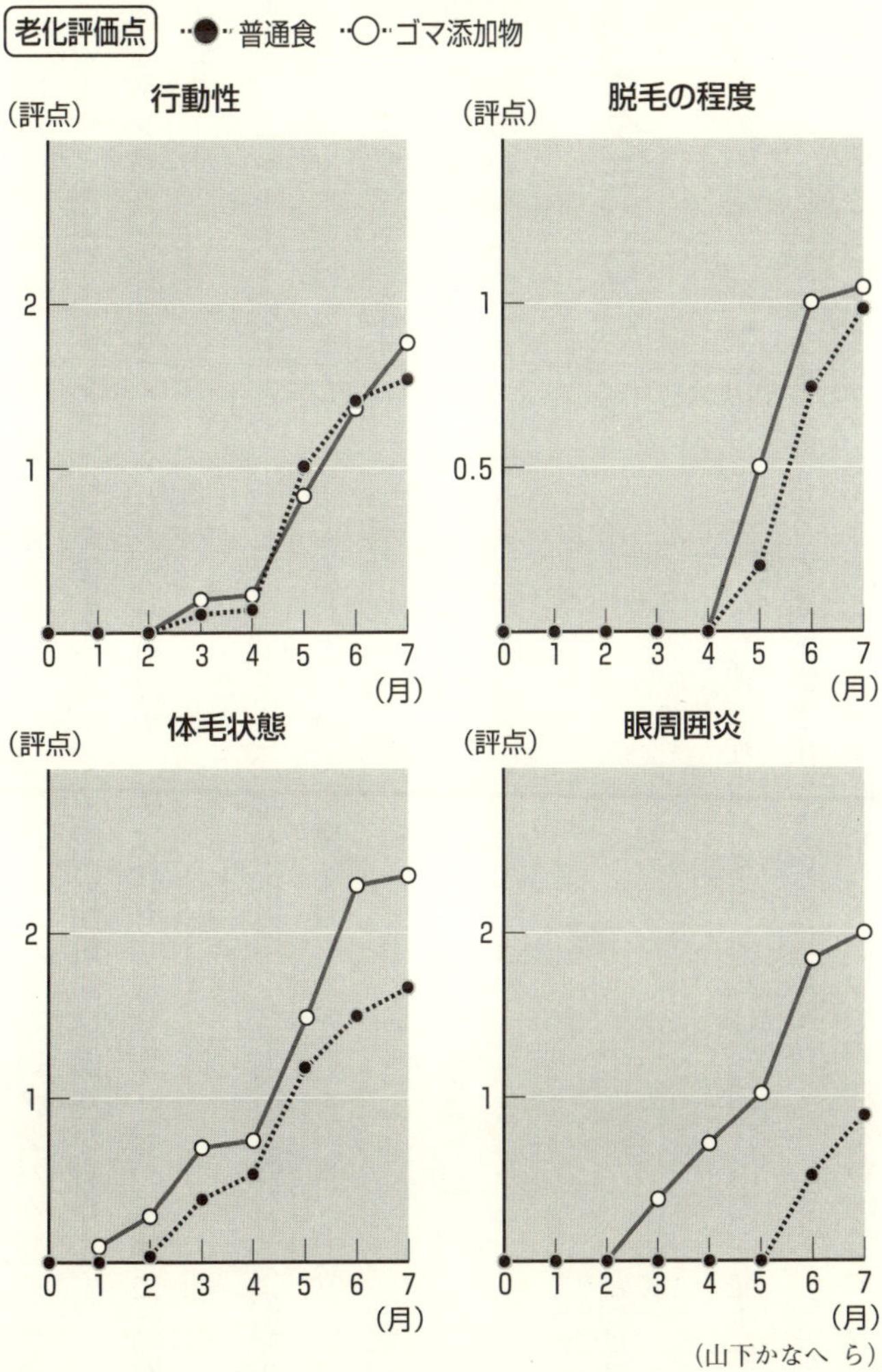

（山下かなへ ら）

また、135ページの成分表からもわかるように、ゴマは意外なくらいタンパク質を豊富に含んでいます。ただし、タンパク質を構成するアミノ酸の種類には偏りがあります。

植物性タンパクとしてよく知られた大豆製品も、実は含有するアミノ酸の種類には偏りがあります。

それが、ゴマと大豆製品とをいっしょにとると、理想的なアミノ酸組成になるのです。ですから、ゴマ豆腐はもちろん、ゴマだれをつけて豆腐を食べるというのも、非常に優れた高タンパク食になります。

最近では、何にでも利用しやすいゴマペーストがありますから、好みの味つけをして、和洋中のいろいろなメニューに取り入れてみるといいと思います。

12 ビタミンC

「ビタミンの王様」「抗酸化ビタミン」とも呼ばれるビタミンCは、活性酸素が発生するような状況で、活性酸素を取り除こうとまず働き出すという性質を持っています。つまり、細胞に害を与え老化を促進させる活性酸素に真っ先に立ち向かってくれるわけです。

また、体を構成するタンパク質の3分の1を占めるコラーゲンの生成をビタミンCが促すことによって、血管や骨、歯茎、皮膚などが健康な状態に保たれています。免疫力を高めて風邪などの病気を予防する、シミのもとになるメラニンの生成を抑える、鉄や銅の吸収を助けて血液中のヘモグロビンの合成を促《うなが》す、といったこともビタミンCの大切な働きです。

さらに、高血圧や脳卒中を予防する、ガンを予防するなどの効果もあることが知られています。

人体に必須のビタミンとしてみなさんよくご存じのビタミンCですが、老化や老年病のリスクを抑制してくれる、まさに「ビタミンの王様」の名にふさわしい優れた作用をいくつも発揮してくれるのです。

●ビタミンCの抗酸化作用

ビタミンCは、化学名をアスコルビン酸といいます。

スーパーなどで売られている加工食品の添加物としてアスコルビン酸が表示されていることがよくあります。これは、食品が酸化するのを防ぐため、抗酸化剤としてアスコルビン酸すなわちビタミンCが添加されていることを示しています。ビタミンCの抗酸化作用が強く、しかも添加物として利用しても安全性が高いことが、しっかり裏づけられているのです。

しかし、ビタミンCは失われやすいという性質もあります。

次ページのグラフを見てください。血液を採取し、活性酸素を発生させたときに、ビタミンCとEの量がどう変化するかを表したものです。真っ先にビタミンCが消費され、血液中に過酸化脂質が増加するのをくい止めようとしています。次にビタミンEが消費されて、時間の経過にともない、過酸化脂質がぐんぐん増えていくことがわかります。

つまり、活性酸素が発生するような状況で、活性酸素を取り除こうとまず働き出すのがビタミンCなのです。

しかも、ビタミンCの残量がほとんどゼロになるまで、過酸化脂質の生成はしっかり抑制されています。その間、ビタミンEはたいして消費されていません。

活性酸素の生成要因には、紫外線や放射線、排気ガス、喫煙、精神的ストレス、環境汚染物質など、さまざまなものがありますし、これらと無縁で生活できる人は1人としていません。誰もが、四六時中、活性酸素の害にさらされているといえるのです。

◆「ビタミンC」の優れた効能とは◆

いち早く抗酸化のために働くビタミンC

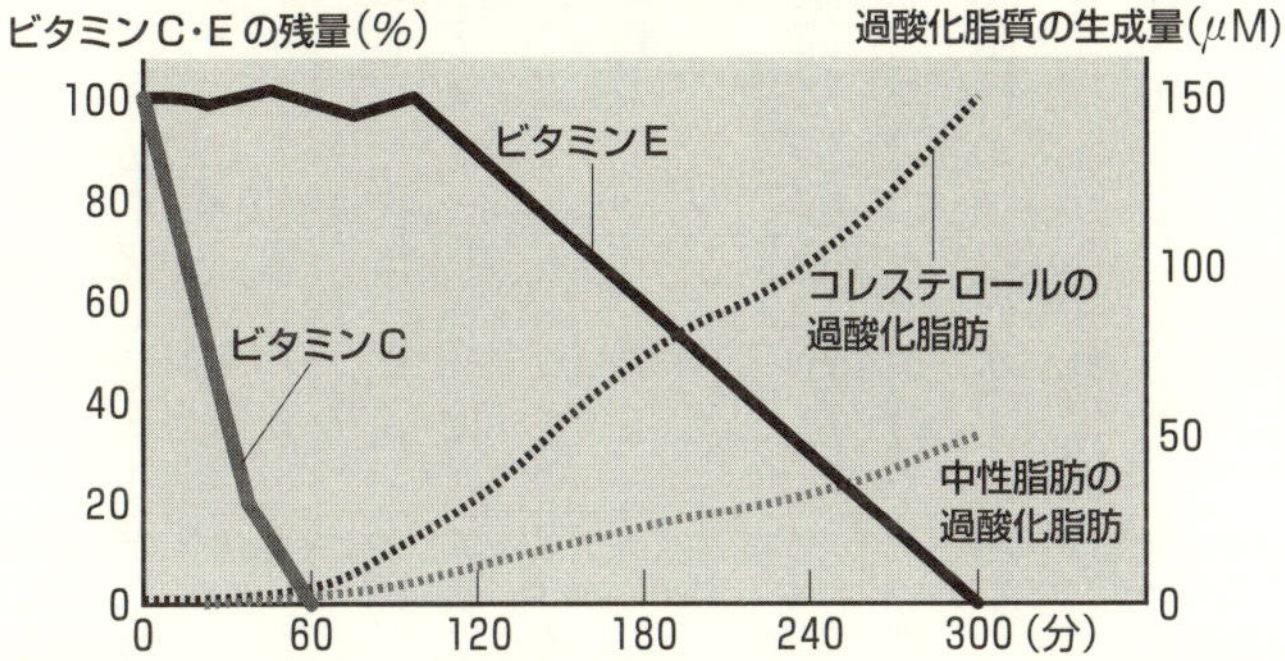

摂取した血液中で酸化物質を発生させると、まずビタミンCが減る。Cが残っている間は過酸化脂肪（動脈硬化の原因物質）ができない。

(Frei B, Stocker R, Ames BN:1988 から抜粋)

ビタミンCを多く含む食品

（mg ／可食部 100g あたり）

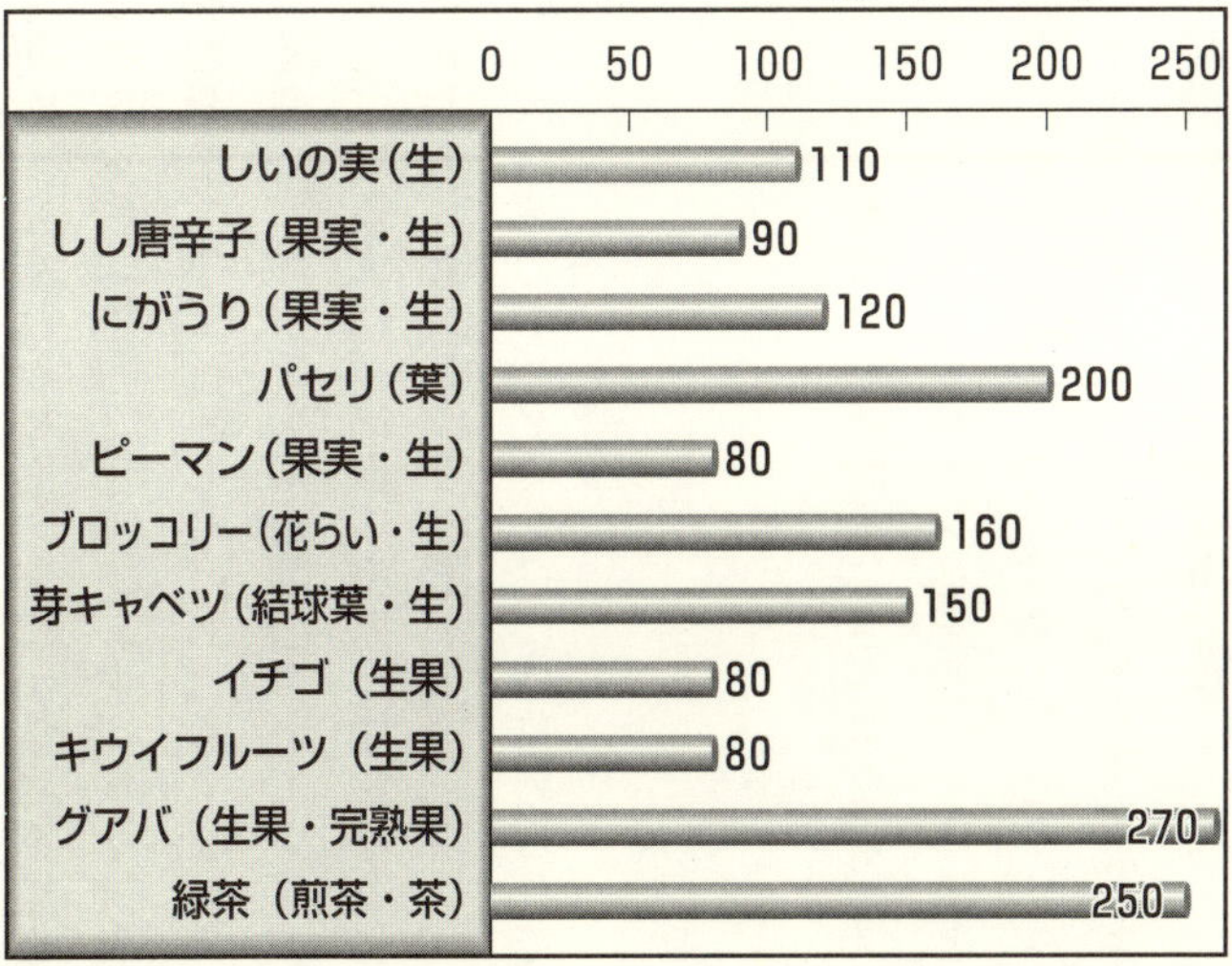

こうした状況では、活性酸素に真っ先に立ち向かってくれるビタミンCが常に不足しないように心がけることが必要です。しかも、ビタミンCは体内で合成できず、多く摂取しても貯えておくことができないので、毎日、必要量を食事で補給しなければなりません。

ちなみに、喫煙者は体内のビタミン量が半分くらいに減っていると報告されています。

この他、ビタミンCを日常的にたっぷり摂取している人は、高血圧や脳卒中になりにくい、胃ガンの死亡率が低くなる、といった研究データも発表されています。

まさに「ビタミンの王様」の名にふさわしい優れた威力がビタミンCには秘められているのです。

●効果的な摂取のしかた

ビタミンCは水に溶けやすい性質がありますから、野菜を長時間水にさらさない、スープや味噌汁の汁は残さずに飲むようにすることで、ムダなくビタミンCを摂取することができます。しかし、熱に弱いため、ゆですぎたり、長時間煮込んだりすると、ビタミンCが破壊されてしまうことがあります。下ごしらえや調理は手早く行なうのがポイントです。

また、ビタミンEといっしょに摂取すると、抗酸化作用がより高まります。

13 ビタミンE

ビタミンCもビタミンEもどちらも抗酸化作用に優れたビタミンとして知られていますが、ビタミンCが水溶性なのに対して、ビタミンEは脂溶性という違いがあります。

そして、ビタミンEは老化を防ぎ若さを保つビタミンとしても有名ですが、そのことを端的に示すデータがありますので、まずは145ページを見てください。

グラフは、ヒト、ヒヒ、ウシ、ウマなどさまざまな動物の寿命とビタミンEとの関係を調べたものです。体内におけるビタミンEの濃度が高いほど、寿命が長くなっているのがわかります。

これは、スーパーオキサイドディムスターゼ（SOD）と寿命の関係を示した、41ページのグラフとそっくりです。体内で作られる酵素SODと同様、抗酸化ビタミンであるビタミンEが体内にたっぷりあると、老化や各種の病気の原因となる活性酸素を除去して、長寿をもたらしてくれることがはっきり見てとれます。

では、ビタミンEの特徴的な働きはどんなものかを次に紹介してみましょう。

●ビタミンEの抗酸化作用

体を構成する細胞の細胞膜には不飽和脂肪酸が含まれており、これが細胞の弾力を保っていますが、不飽和脂肪酸は活性酸素によって酸化されやすいという性質があります。不飽和脂肪酸が酸化されると過酸化脂質に変化して、細胞の健全な機能を障害したり、老化を進行させてしまいます。

ビタミンEは、この活性酸素の害を防いで過酸化脂質が作られるのを抑えたり、できてしまった過酸化脂質を分解するといった、たいへん重要な役割を担《にな》っています。

また、血液中に存在しているLDLコレステロールが酸化されて、酸化LDLコレステロールに変化し、これが血管壁にこびりついて動脈硬化が引き起こされます。

このプロセスでもビタミンEが威力を発揮して、動脈硬化を予防したり、血行を改善して肩こりや頭痛、冷えなどを防いでくれます。

細胞の若さと健康を保ち、動脈硬化や血行障害、活性酸素による老化の進行をくい止めるために、力強く機能してくれるのがビタミンEなのです。

◆「ビタミンE」の優れた効能とは◆

ビタミンＥ濃度と寿命

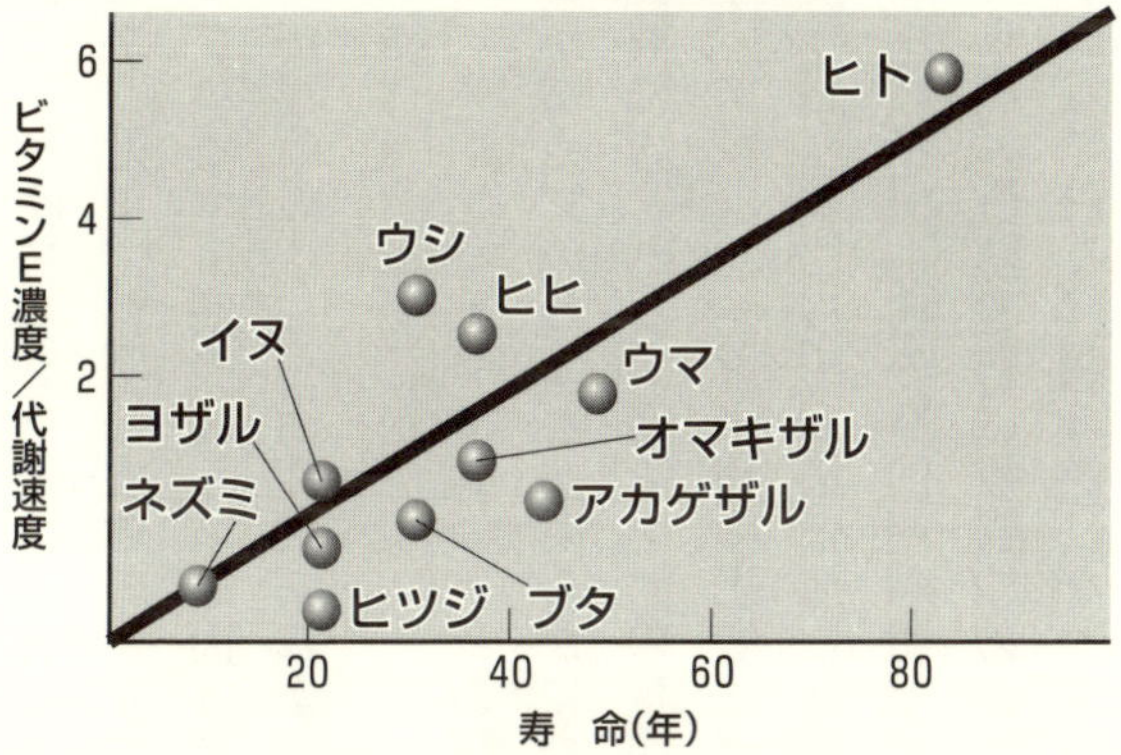

（藤巻正生「ビタミン・ミネラルを探る」より）

ビタミンＥ効力を多く含む食品

（mg ／可食部 100g あたり）

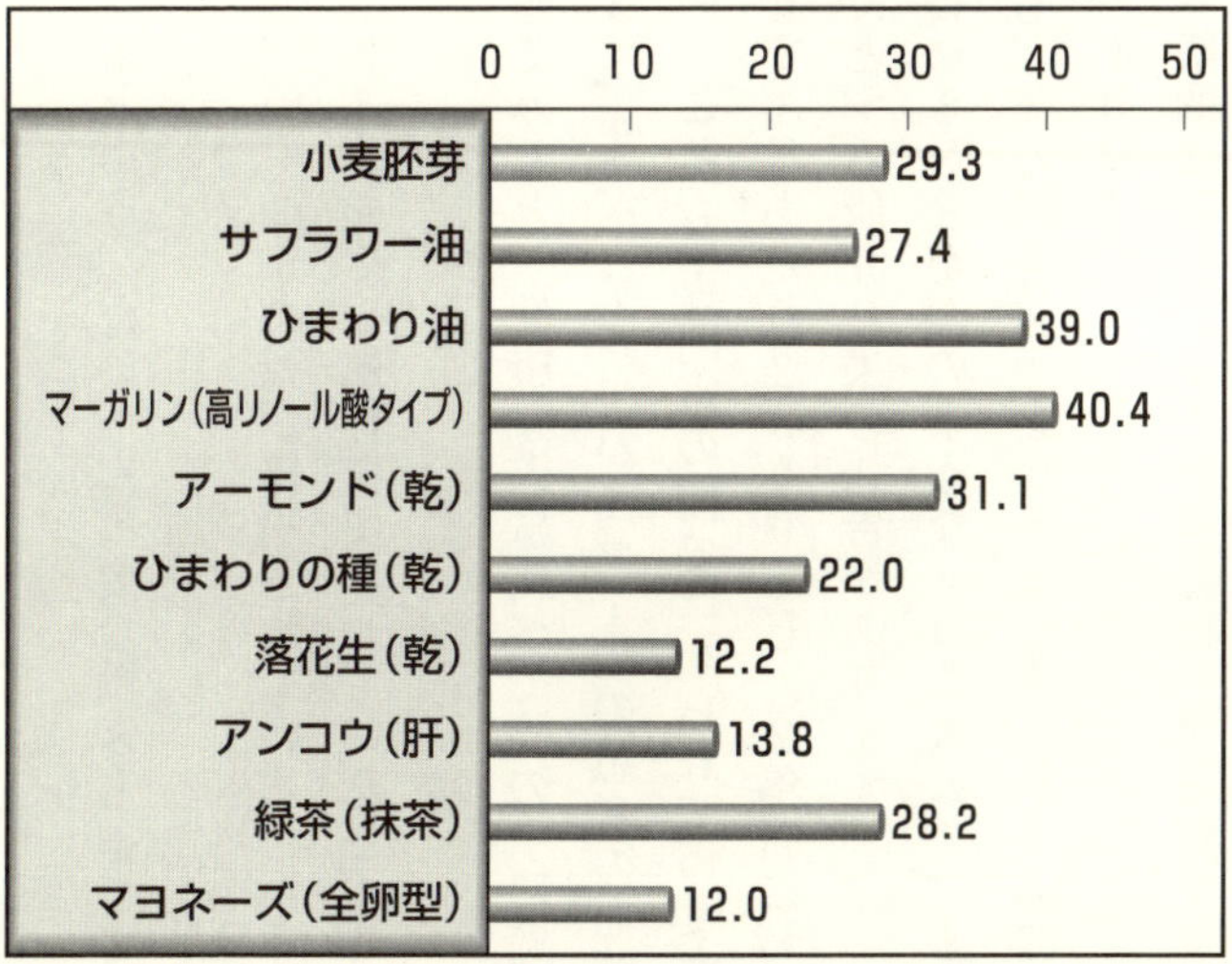

●アルツハイマー病にも有効

ビタミンEはアルツハイマー病の進行を抑えるという、たいへん重要な働きも担っていることが、近年、判明してきています。

アルツハイマー病の詳しい原因はまだ不明で、いくつかの説が提唱されているという段階ですが、そのうち、活性酸素による酸化ストレスが発症や進行に関わっているとする説があります。

実際、アルツハイマー病の患者の脳を検査してみると、健康な人に比べて脳の中に過酸化脂質が増えていることが明らかになっています。また、アルツハイマー病の患者の血漿《けっしょう》、脳脊髄《せきずい》液に含まれるビタミンEの量が低いということも、専門家の間では知られています。

実際、アルツハイマー病の患者にビタミンEを1日あたり2000IU、2年間にわたって投与したところ、病気の進行を抑制できたとする研究結果の報告があります。

アルツハイマー病の原因が不明ですから、ビタミンEがどのようなメカニズムでアルツハイマー病の予防改善に役立つのかについても、まだ研究途上といえますが、いくつかの研究が進んでおり、明らかになっていることもあります。

たとえば、アルツハイマー病の患者の脳に特徴的に見られる老人斑には、アミロイドβ

◆各ビタミンの慢性疾患に対する効果◆

疾患	ビタミンE	ビタミンC	β-カロチン
心臓疾患	+++	+	+
ガン	++	++	+
白内障	++	++	++
免疫	+++	++	++
関節炎	+	+	+
アルツハイマー病	++	−	−

(J. G. Elliot, 1999)

+++：優れた効果が認められた
++：良好な効果が認められた
+：ある程度の効果が認められた
−：ほとんど効果が認められなかった

-ペプチドという物質が含まれており、このアミロイドβ-ペプチドが関与して生じる記憶や学習の障害を軽減する働きがビタミンEにはあること、またアミロイドβ-ペプチドが存在することで新たに作られる過酸化脂質を減少させる働きがあることなどがわかってきています。

こうした素晴らしい作用があるため、医療の現場ではアルツハイマー病の治療薬の1つとしてビタミンEが有効であると考えられているのです。

その他、上に掲《かか》げた表のように、心臓疾患やガン、白内障などに対しても、優れた効果が認められているのです。

●効果的な摂取のしかた

ビタミンEは大量に摂取すると、過剰な分が体内にとどまり、酸化されて、有害な酸化ビタミンEに変化してたまってくることがあります。したがって、適切な量を摂取することが第1のポイントとなります。

このとき、ビタミンCもいっしょに摂取すると、よぶんなビタミンEが酸化されるのをすぐさま防いでくれます。また、酸化されたビタミンEをもとのビタミンEにもどす働きもあります。

ビタミンCの抗酸化作用が即効的に働いてくれることは、すでに紹介したとおりです。両方の抗酸化作用がよりいっそう高まることも期待できますので、ビタミンEとCはセットで摂取することが第2のポイントになります。

14 小麦胚芽

小麦胚芽は、動脈硬化や心疾患、脳梗塞、痴呆症といった老年病や生活習慣病を予防し、さらに抗酸化作用を発揮して、血管や皮膚など全身の細胞の若さを保持してくれる有効成分を含んでいます。

小麦胚芽は小麦の2％に相当するわずかな部分ですが、タンパク質、ビタミン、ミネラル、脂質、食物繊維などをしっかり含んだ栄養価の高い食品です。

その中でもとくに注目したいのは、ビタミンEとビタミンB群です。

ビタミンEは、老化を防いで全身の若さを保つのに欠かせない抗酸化ビタミンです。小麦胚芽は、ビタミンEの中でも生理活性の高いアルファトコフェロールという成分を約70％含み、過酸化脂質の生成を抑制して血管の若さと健康を保ち、血液の流れをスムースにして血行を改善してくれます。

ビタミンB群は、糖質や脂質、タンパク質を代謝してエネルギーを作り出し、活力増進や疲労回復に役立つのに加え、エネルギー生成の際に作られるホモシステインという有害な物質を無毒化する働きも担っています。ホモシステインが血管の壁を傷つけ、動脈硬化や心疾患、脳梗塞、痴呆症などを引き起こす元凶となることは、68ページで紹介したとおりです。

小麦胚芽に含まれるビタミンB群がこうした老年病や生活習慣病を予防し、ビタミンEが抗酸化作用を発揮して、血管や皮膚など全身の細胞の若さを保持し、さらに食物繊維が腸内環境を整えて大腸ガンなどを予防するのに威力を発揮してくれます。

●効果的な摂取のしかた

小麦胚芽を利用したものには、フレークや粉末などの健康食品があります。フレークはそのまま、あるいは牛乳をかけて軽食として食べられます。粉末のものは、スープやハンバーグなどに混ぜて使えます。

15 クエン酸

酢や梅、レモンなどに含まれるクエン酸には、鉄と結びつく性質があり、このため抗酸化作用を発揮します。

鉄は酸素を活性酸素に変える働きをするのですが、クエン酸が鉄と結びつけば、鉄によって酸素が活性酸素に変わるのを抑えます。

また、鉄と酸素の結合物は、脂肪酸を酸化して有害な過酸化脂質に変えますが、この過程でもクエン酸が過酸化脂質の生成を抑制してくれます。

このように、活性酸素や過酸化脂質が体内にできるのを防ぎ、それらによって引き起こされる老化や老年病、高血圧、動脈硬化などを予防するのに有効なのです。

また、エネルギーを効率よく作り出して、体力や気力を高めたり、疲労のもとになる乳酸の生成を防いで、疲労回復、肩こりや筋肉痛を改善するのにも役立ちますし、病原性大腸菌O‐157などをやっつける強力な殺菌作用も持っています。

●効果的な摂取のしかた

クエン酸を含む食品には、梅干し、レモン、酢などがあげられます。酢には、人気のバルサミコ酢、さわやかな香りのリンゴ酢、玄米酢、黒酢など、さまざまなタイプがありますので、酢の物はもちろん、サラダやマリネなど、毎日のメニューにうまく取り入れるようにするといいでしょう。

酢は、健康飲料として水で薄めて飲むこともできます。ただし、酢は胃液の分泌を高めるので、薄めずにそのまま飲むと胃の粘膜を傷めることがあります。小さじ2杯をコップ半分ほどの水で割るのが、おおよその目安です。

16 コエンザイムQ10

コエンザイムQ10は、食事で摂取した栄養素を燃焼させてエネルギーを作り出すときに働く補酵素です。補酵素とは、文字どおり、酵素の働きを補い助けるものです。

コエンザイムQ10にはビタミンEと同じような強力な抗酸化作用があり、活性酸素を除去して細胞膜を保護したり、白血球の働きを活性化させて免疫力を高めたり、コレステロールを下げる効果も持っています。こうした作用があることから、日本では心臓の薬として使われています。

コエンザイムQ10は青魚にも含まれていますが、とくにアメリカではサプリメントとして一般的に利用されています。

17 グルタチオン

グルタチオンは、もともと体内にあるタンパク質の一種ですが、肝臓の機能強化に効果的なサプリメントとして入手できます。慢性肝疾患、角膜損傷、皮膚障害などの薬としても使われています。

これは強力な抗酸化作用によって、細胞の働きを高めたり、有害な物質を解毒《げどく》する作用があるからです。

3章

ホルモン・免疫・酵素…細胞の若さを保つ食品

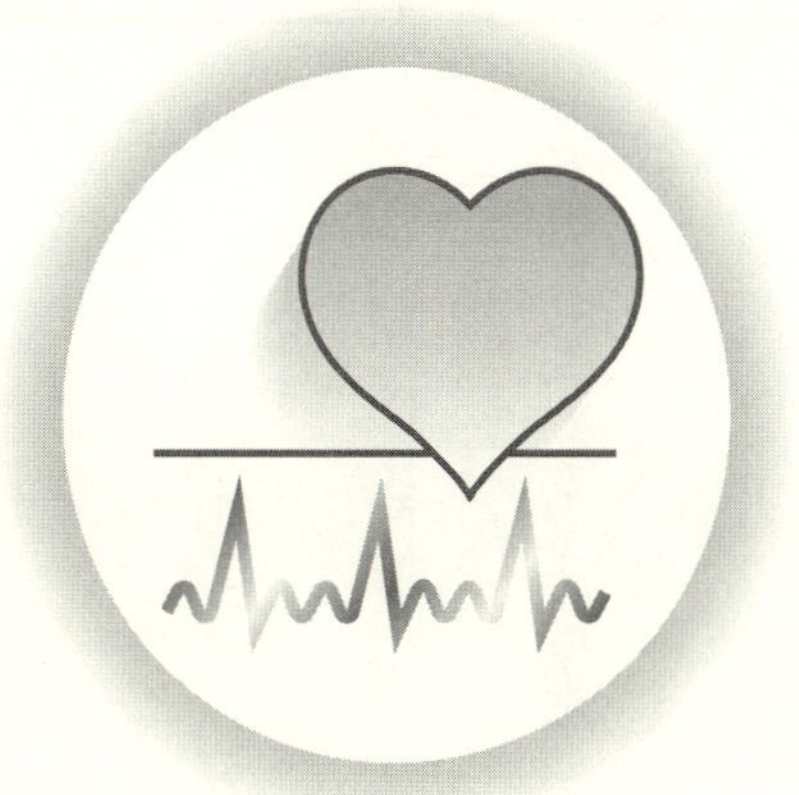

ホルモンの不足を補う

近年、老化とホルモンの関係についての研究が進み、ホルモンが不足することで老化が促進されることがあるということがわかってきています。女性ホルモンのエストロゲンが不足すると更年期障害が起こってくるというのは、その代表例です。

アメリカでは、不足しやすい栄養素や、加齢にともなって体内での生産量が減少してしまうホルモンを、食品やサプリメントで補うという考え方が一般的になっています。

たとえば、メラトニン、ＤＨＥＡ（デヒドロエピアンドロステロン）、成長ホルモン、エストロゲンといったホルモンをふだんからサプリメントで補うことで、老化や老化にともなって増えてくるさまざまな症状の予防につなげようと考える人がたいへん多くなっているのです。

そのための研究開発や副作用の有無などを調べる実験も精力的に行なわれていますし、日本では手軽に入手しにくいサプリメントであっても欧米から取り寄せて利用している方も増加傾向にあります。

ここでは、効果が確認できているものについて、紹介してみたいと思います。

1 メラトニン

メラトニンは、主に睡眠覚醒《かくせい》のリズムをコントロールしているホルモンですが、近年、強力な抗酸化作用を持つことが明らかになり、アメリカでは「抗老化ホルモン」のサプリメントとして、たいへんな注目を集めています。

というのは、痴呆症やアルツハイマー病、生活習慣病、老年病などに効果が期待できるデータが次々と発表されているからです。

●睡眠障害を改善、さらに脳にも有効

睡眠障害は高齢者が多く訴える症状の1つで、メラトニンの分泌や作用が悪くなっていることがその要因と考えられますが、睡眠障害は体や脳へも悪影響を及ぼします。体や脳が十分に休息できませんし、そのような状態が長く続けば思考力や集中力が低下したり、

精神的にも不安定になり、軽い痴呆症のような症状を示す場合があるのです。

ですから、メラトニンのサプリメントを利用して、睡眠障害を改善するだけで、脳と体の健康を維持することが可能になるのです。

さらに、メラトニンの抗酸化作用については、次ページのグラフを見ていただきたいと思います。

マウスを使った実験では、脳の神経細胞における遺伝子の酸化障害を防ぐ働きが確認されています。これは、脳梗塞《こうそく》や痴呆症、動脈硬化や高血圧などの予防につながる可能性を示唆する結果といえます。

また、アルツハイマー病の患者の脳の細胞を調べた研究では、脳の神経細胞が死滅するのをメラトニンが抑えたという結果が得られています。

メラトニンはもともと人の体内で作られるホルモンで、これらの素晴らしい働きをしてくれているわけですが、加齢によって生成量が減少したり、作用が弱くなったりします。ですから、サプリメントで補うこともたいへん意義あることといえます。

アメリカでは健康維持や老化予防の効果があるサプリメントとして誰でも手軽に利用できます。日本では医薬品として使用されていますが、通信販売やインターネットショップ

◆「メラトニン」の優れた効能とは◆

老化による脳のDNA損傷を抑える

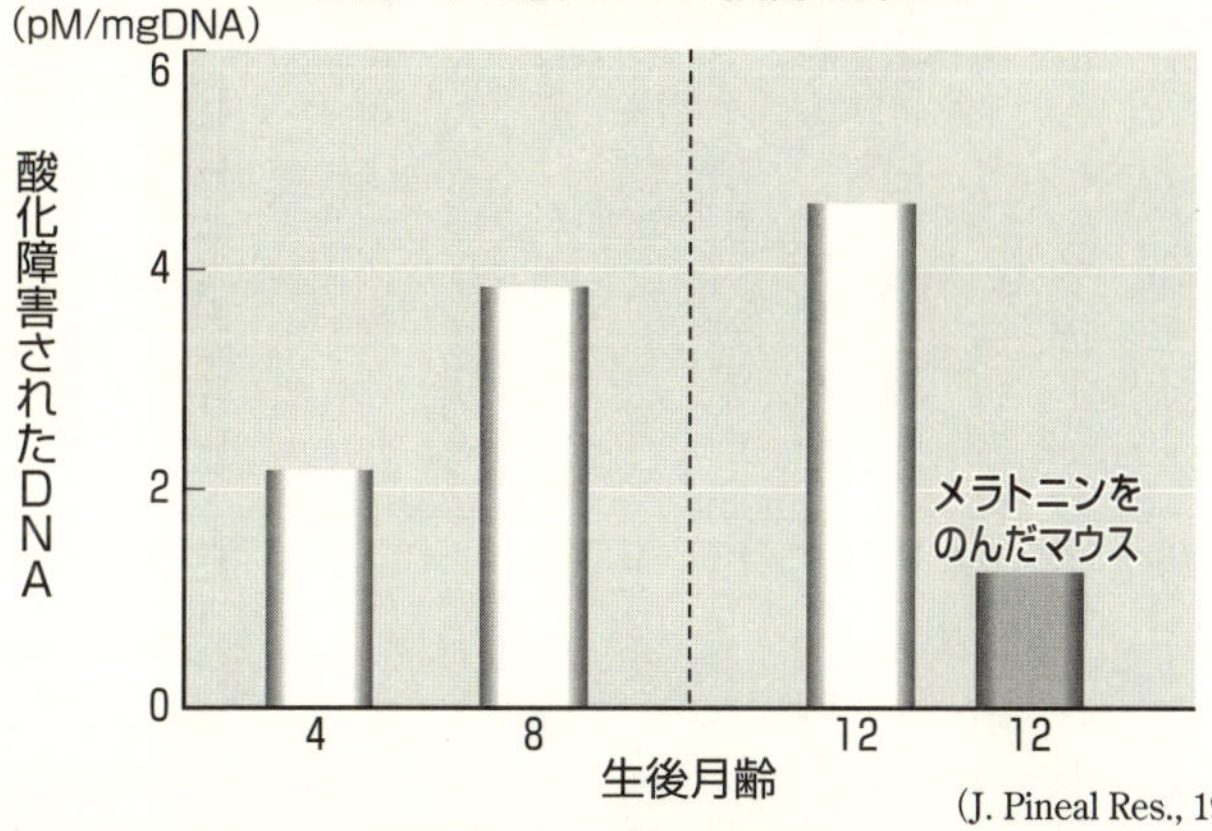

(J. Pineal Res., 1999)

年をとるとマウスの脳では酸化障害されたDNAの残がいが増えてくる。メラトニンをのんだマウスではこの残がいの量が減り、DNA損傷が抑えられていることがわかる。

アルツハイマー病の脳細胞死を抑える

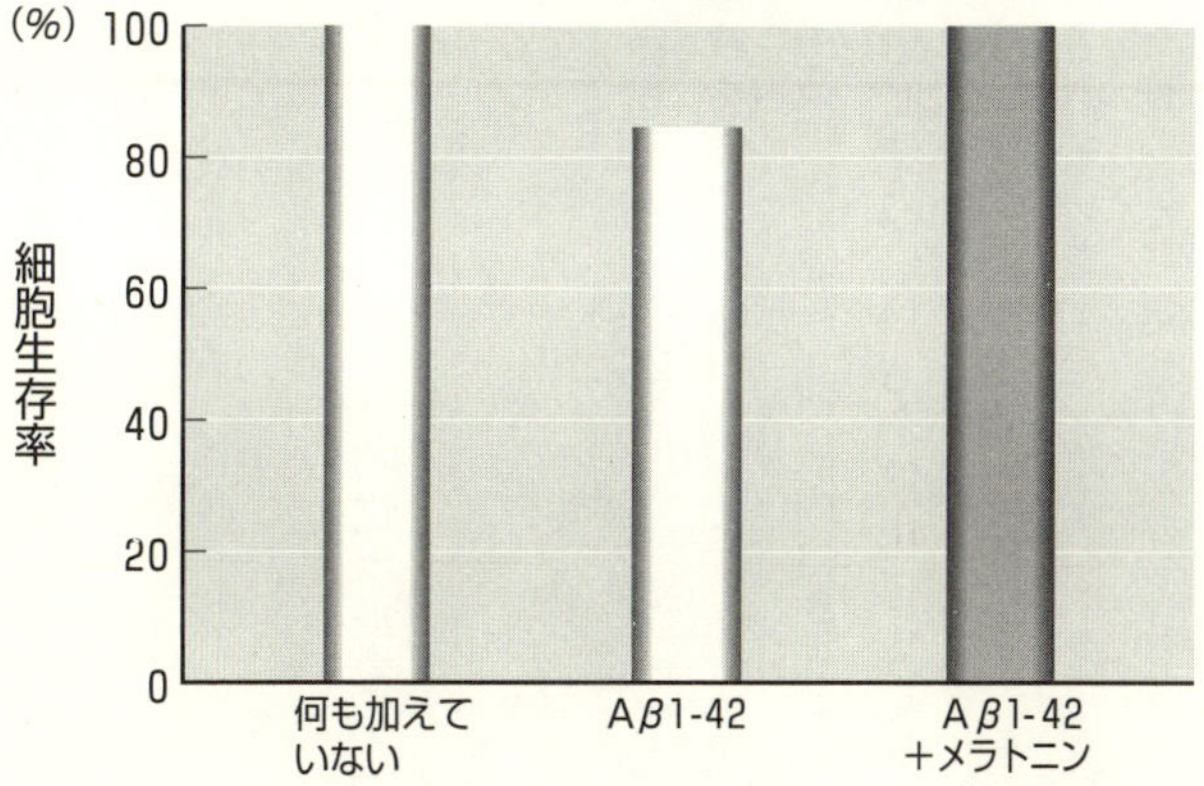

(J. Pineal Res., 1999)

アルツハイマー病患者の間では、脳細胞にダメージを与える有害成分（Aβ1-42）が増えている。メラトニンにはこの成分による細胞死を減らす力がある。

などで取り寄せることが可能です。

2 DHEA(デヒドロエピアンドロステロン)

DHEAは、メラトニン、成長ホルモン(次ページ)と並ぶ「抗老化ホルモン」として、欧米で大人気のサプリメントです。

主な特徴は、その強力な免疫増強作用にあります。

また、老化にともなうさまざまな症状から脳の神経細胞を守る働きもあり、痴呆やアルツハイマー病にも効果が期待できるとの報告もあります。

そもそも、DHEAは人の体内の副腎というところで作られ、血液中に存在しています。免疫を担《にな》う白血球を増やし、バクテリアに対する白血球の攻撃力を強化してくれます。成長ホルモンと似た性質もあり、新陳代謝を活発化したり、筋肉を強化したり、細胞や組織が老化するのを予防する働きなども担っているとされています。

しかし、20代をピークにDHEAの生産量が年々減少し、同時に免疫力も低下していきます。高齢者はすぐに風邪で寝込んでしまったり、感染症にかかりやすくなりますが、それはＤＨＥＡの生産量が低下して病気に対する抵抗力が弱くなってしまうことも１つの要因になっているものと考えられます。

ですから、減少したＤＨＥＡをサプリメントで補い、低下した免疫力を向上させるという考え方も有効でしょう。それによって、加齢にともない増えてくるさまざまな病気を予防したり、細胞の新陳代謝を活性化させ、細胞レベルで若さを保ち、老化予防につなげることが期待できるからです。

3　成長ホルモン

カリフォルニア老化制御研究所のロン・レイ博士は「成長ホルモンの分泌量は加齢にともない、毎年１〜１・５％減少する。成長ホルモンの減少によって老化が起きる」としています。

つまり、年をとるせいで成長ホルモンが減少するのではなく、成長ホルモンが減少するから老化現象が引き起こされる、というわけです。

実際、20歳前後をピークに成長ホルモンの分泌量は年々減少していき、成長ホルモンが不足すると、体脂肪が蓄積し、筋肉や骨の量が減って、基礎代謝が低下、皮膚の乾燥からしわができたり、免疫機能の低下も起こります。

それが、成長ホルモンを6カ月間投与したところ、筋肉や骨の量が増加し、肌や髪のつやがよみがえり、免疫力が向上し、コレステロールが減少し、性衝動も取り戻された、という報告が1990年にイギリスで発表されました。

欧米では老化予防のために成長ホルモンをサプリメントや注射で補うという考え方が広まっており、有名女優や俳優らが利用している「若返り法」として大きな注目を集めています。

ただし、成長ホルモンの注射でガンが増えるという報告もあるので、過剰に摂取することには注意が必要です。

4 胸腺ホルモン

胸腺というところで作られる胸腺ホルモンも、老化または老化予防と関わりのあるホルモンです。主な役割は免疫力の強化にありますが、年齢とともに胸腺が萎縮《いしゅく》してしまい、胸腺ホルモンの生産も減少してしまいます。胸腺ホルモンの減少も高齢者がいろいろな病気にかかりやすくなる原因の1つと考えられます。

ただ、胸腺ホルモンを補うサプリメントはまだ商品化されていません。

今後の開発が待たれるところですが、フランス料理にある子羊の胸腺を使った料理は、萎縮してしまった胸腺に何らかの効果をもたらすのではないかと期待されています。

これは、肝臓の弱っている人は熊の肝などを食べるとよいという、どちらかというと漢方的な考え方です。科学的な実証や商品開発は今後にゆだねられているという段階ですが、注目に値するものと思います。

5 エストロゲン、イソフラボン

更年期を迎えると女性は骨粗鬆症《そしょう》にかかりやすくなります。これは女性ホルモンであるエストロゲンの分泌が低下することが大きな原因です。エストロゲンによってコントロールされていた骨の形成が悪くなって、骨量が急速に低下してしまうのです。

このエストロゲンを抽出したサプリメントもありますが、エストロゲンと同様の働きをしてくれる食品もあります。

それが豆類です。豆類に多く含まれているイソフラボンがまさに女性ホルモンと同様の作用を持つ成分で、その主成分はゲニステインとダイゼインという物質です。

イソフラボンは骨量の低下を抑え、さらに骨量を増やす働きもしてくれますので、エストロゲンの分泌が低下することから起こる骨粗鬆症の予防につながります。

ただし、更年期を迎えてからではなく、早い時期から積極的にイソフラボンを摂取することが大切です。更年期を迎える以前にしっかりとした骨を作っておけば、より確実に骨粗鬆症を予防できますし、エストロゲンの分泌低下に起因する更年期障害のさまざまな症状を軽減することも期待できるからです。

なお、イソフラボンは強力な抗酸化作用も持っています。それによって動脈硬化を予防し、血行障害による病気を防いでくれる働きがあります。乳ガンや前立腺ガンの予防にも効果があるとされています。

免疫の低下を補う

体内に細菌やウイルスなどの異物が侵入したとき、これらの異物を取り除こうと働くシステムを免疫機構といいます。

年をとると病気にかかりやすくなり、ちょっとした風邪をこじらせて肺炎を患《わずら》ってしまうことがありますが、これは免疫機構がうまく機能しなくなることから生じます。

つまり、異物を発見し、攻撃し、健康な状態を維持しようとする働きが、加齢とともに低下してしまうのです。

病気に対する抵抗力が低下して、病気にかかりやすくなるとともに、なかなか治りにくくなるというのも高齢者に多く見られる特徴です。

ですから、老化とともに低下しがちな免疫力を高めてくれる食品を積極的に摂取していくことが大切です。

1 アガリクス

食物繊維の一種で、多糖類に分類されるベータグルカンという成分に、免疫増強作用があります。その威力はガン細胞という異物を排除する働きも発揮してくれるため、ガンにも有効であることが確認されており、ベータグルカンは医薬品として医療の現場で使用されています。

しかし、ベータグルカンの過剰で免疫細胞が増強されすぎると、活性酸素の生産も増えてくるので注意が必要です。

同じくアガリクスに含まれる多糖類のＡＴＯＭ、ＡＴＦという成分にも、免疫増強作用、抗ガン作用のあることが報告されています。

とりわけＡＴＦが、ガン細胞を自殺させる働きをすると日本癌《がん》学会総会で発表され、専門家の大きな注目を集めています。

こうした優れた作用のある多糖類は他にも数種類が報告されていますが、これらが複合的な働きをすることにより、肝炎や糖尿病、アレルギーなどにも有効であると考えられているのです。

●ベータグルカン以外の有効成分

アガリクスに含まれているATOMという成分が、免疫力を高めることでガンにも効果があることは、三重大学医学部が行なった、マウスにATOMを経口投与するという実験で確かめられています。三重大学は、ATOMを抗ガン剤といっしょに投与した場合、抗ガン剤を単独で使用した場合よりも、ガンに対する効果が数倍高まることも動物実験で確認しています。

また、宮城県立ガンセンターと住友林業筑波研究所は、ATFという新しい多糖類を発見、これは正常な細胞には害を与えず、ガン細胞だけを自殺させるという、たいへん重要な働きをすると報告しています。

細胞の自殺を専門的にアポトーシスといいます。永久的に増殖を続けて正常な細胞もガン化してしまうガン細胞を自殺させるアポトーシス効果があることは、非常に画期的な発見です。ガンの増殖を防いで自然退縮が期待できますし、転移のリスクも低下するからです。

研究者や医療の現場の医師たち、そしてガンの患者さんに大きな希望を与えるこの発見は、１９９７年に日本癌学会総会で発表されました。

●効果的な摂取のしかた

アガリクスは、粉末状や錠剤になっているもの、乾燥させた状態のものなど、各種のタイプが市販されています。乾燥させたものは水でもどし、弱火で煎《せん》じて汁を飲みます。

専門家は「アガリクス・ブラゼイ・ムリル」または「ヒメマツタケ」と呼んでいるため、これらが商品名に使われていることもあります。

2 シイタケ

シイタケには、レンチナン、エリタデニン、エルゴステリンといった有効成分が含まれており、これらに免疫増強作用やコレステロール低下作用、抗ガン作用などが確認されています。

レンチナンは、アガリクスに含まれるベータグルカンを主体とする多糖類の一種で、免疫増強作用や抗ガン作用があり、シイタケからレンチナンを抽出したものが医薬品として使用されています。

エリタデニンという成分は、コレステロールを低下させ、血液の流れを改善してくれますので、動脈硬化や高血圧などを防ぐのに有効です。

また、エルゴステリンは体内でビタミンDに変わり、カルシウムの吸収を助けて、加齢にともない骨や歯が弱くなるのを防ぐ働きがあります。

この他、シイタケは、感染症などの病気を防ぐ抗ウイルス作用のあるリボ核酸、体内の不要物の排出を促して腸内環境を改善し、肥満や高脂血症、大腸ガンなどの予防に役立つ食物繊維も含んでいます。

●シイタケ菌糸体エキス

このようなさまざまな効能を持ったシイタケから有効成分を抽出したシイタケ菌糸体エキスが、現在、健康食品として入手できます。

シイタケ菌糸体エキスは、ＨＩＶ（エイズ）にも効果を発揮することが確認されているほどの強力な免疫増強作用に加え、抗酸化作用や抗ウイルス作用もあり、肝機能低下、更年期障害、リウマチ、潰瘍《かいよう》、自律神経失調症など、加齢によって増えてくるさまざまな病気を改善するのに有効であると報告されています。

●効果的な摂取のしかた

シイタケのビタミンD効力は日光にあたることで作られますので、生シイタケよりも干しシイタケ、さらに干しシイタケを天日干ししてから使うことをおすすめします。

また、シイタケ菌糸体エキスは、顆粒や錠剤、ティーバッグなど各種のタイプがありますので、使いやすいものを試してみるといいでしょう。

なお、最近はシメジやマイタケなどのさまざまなキノコ類にも免疫増強作用などのあることが明らかにされ、健康食品としても利用できるようになっています。

3 核酸

核酸とは、生物の遺伝情報をつかさどるもので、細胞の核に含まれている遺伝子DNA(デオキシリボ核酸)のことをいいます。

若く健康な細胞はＤＮＡの働きも活発で、体を構成しているタンパク質の合成や細胞の増殖を促し、細胞の新陳代謝を高めます。

しかし、加齢にともない、ＤＮＡの機能が低下したり、ＤＮＡが活性酸素によって何らかの損傷を受けたりすると、タンパク質の合成や細胞の増殖がうまく行なわれなくなり、これがさらに老化を進行させる原因にもなります。

ですから、食事で核酸を摂取して、ＤＮＡの材料を供給すれば、ＤＮＡの機能低下を防ぎ、細胞の新陳代謝を高めて老化を防ぐことにつながると考えられているのです。

アメリカの研究では、発ガン物質や放射性物質などの害から細胞を守り、傷ついた細胞を修復する作用があると認められています。

また、脳や心臓の再生不能な細胞を活性化させたり、加齢とともにリスクの高まる心臓病や糖尿病の予防にもつながるとされています。

●効果的な摂取のしかた

次ページに核酸を多く含む食品を掲《かか》げましたが、細胞の数が多いものほど核酸を多く含んでいることになります。たとえばサケの精子である白子や卵の集まりであるタラコのほ

◆この食べ物で「核酸」は摂れる◆

食品の核酸含有量

（mg／食品100g中の核酸含有量）

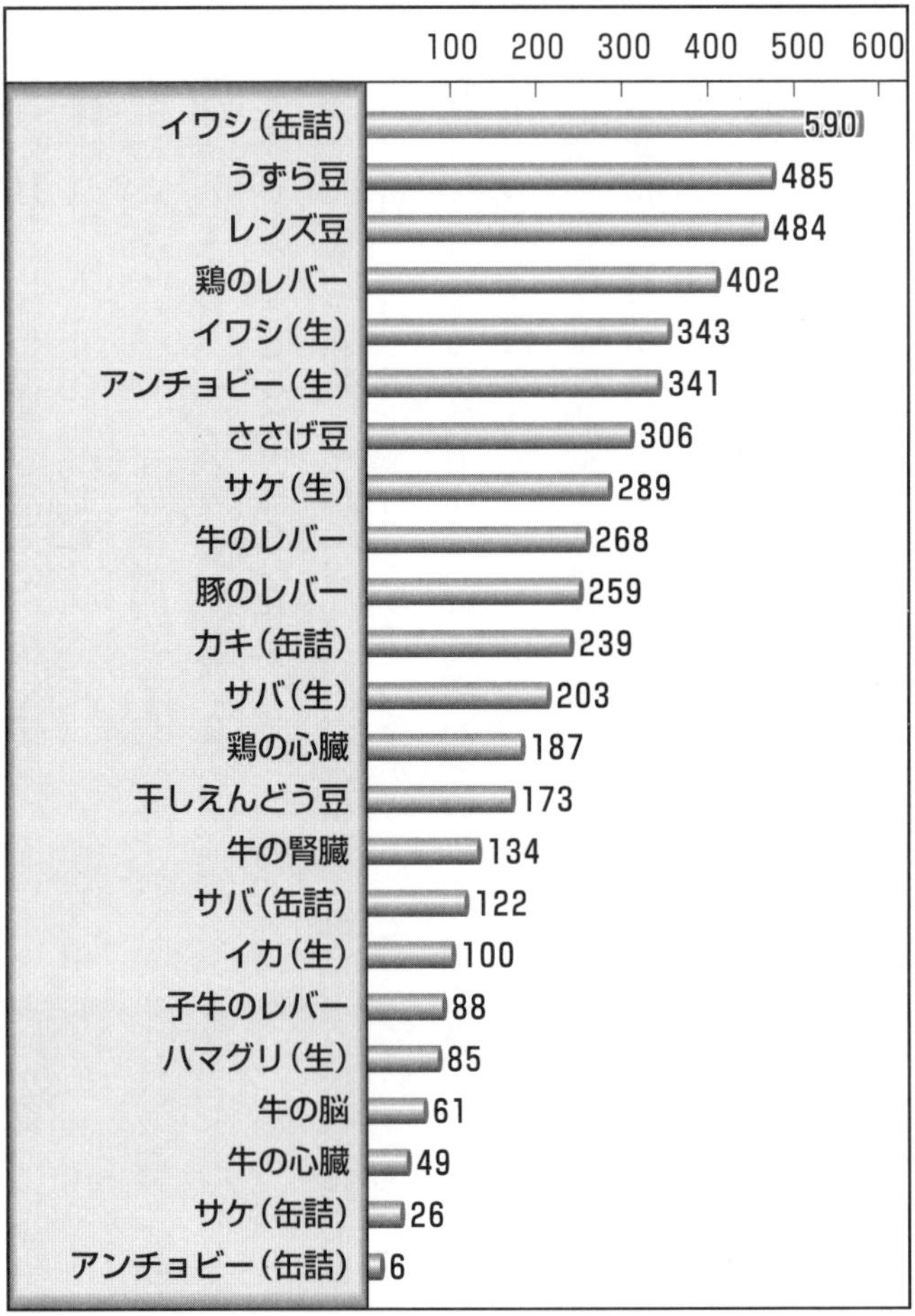

（A.J. クリフォード博士の分析結果による）

うが、大きな1つの細胞である鶏卵よりも、多くの核酸を含むことになるわけです。

なお、核酸に含まれるプリン体が尿酸値を上げ、痛風や腎臓結石などをもたらすことがありますから、大量摂取は避けてください。とくに高尿酸血症の人は注意することが必要です。

4 ヨーグルト

ブルガリアや旧ソ連のコーカサス地方など、ヨーグルトなどの発酵乳や食物繊維をよく食べる習慣のある場所では世界的に見て長寿の人が多いと報告されており、腸の働きを良好に保つことが不老長寿の重要なキーポイントであると、多くの専門家が指摘しています。

年をとると、腸の中にいる善玉菌であるビフィズス菌が少なくなり、悪玉菌であるウエルシュ菌や大腸菌が増えてくる傾向がありますが、これは老化にともなって胃や腸の機能が低下し、食べ物が長く体内にとどまるため、悪玉菌が優勢になりやすい状態になってしまうからと考えられています。

ですから、善玉菌を増やして腸内環境を良好に保ち、腸の働きを活発にしてあげることが欠かせません。

そうした働きをしてくれる代表的な食品がヨーグルトです。ヨーグルトに含まれている乳酸菌が善玉のビフィズス菌を増やし、それによって腸の働きばかりでなく全身の免疫力をアップさせ、腸の機能低下からくる老化を防ぐのに役立ちます。

●免疫力増強、血圧降下、肝機能向上

ヨーグルトは、1グラムに100万個以上の乳酸菌を含んでいます。

乳酸菌は、腸内にある善玉菌であるビフィズス菌を増やして、腸の働きを活発にして、便通をよくしてくれます。一方、悪玉菌であるウエルシュ菌や悪玉菌が作り出す有害物質を減らして、腸内環境を整えてくれます。

悪玉菌が優勢になり、悪玉菌が作り出す有害物質が増えてくると、便秘や下痢を起こしやすくなるばかりでなく、発ガン、細菌感染、肝臓障害、栄養障害、免疫力低下といったリスクが高まります。善玉菌はこれらのリスクを抑え、腸の中をきれいに保ち、腸の働きを活発化させてくれるわけです。

また、ビフィズス菌のペプチドグリカンという成分が、免疫機能を直接刺激して、全身

の免疫力を高めてくれますし、ラクトトリペプチドという成分が、高めの血圧を下げる作用を持っていることが確認されています。

さらに、体内に存在する有害物質の量を減らしてくれるわけですから、有害物質の無毒化を一手に引き受けている肝臓の機能を助けて、肝臓の負担を少なくすることにもつながりますし、ヨーグルトに含まれるタンパク質やカルシウム、各種のビタミンなども効率的に摂取できます。

●効果的な摂取のしかた

加齢とともに減少してきた腸内のビフィズス菌を増やし、腸の機能を向上させるには、ヨーグルトを毎日継続して食べるようにするといいでしょう。ただし、脂肪分や糖分の多い商品があることに注意してください。

また、整腸作用に優れた食物繊維やビフィズス菌を増やしてくれるオリゴ糖（196ページ参照）もいっしょに摂取すると、より高い効果が望めます。

酵素の働きを補う

序章で紹介したように、寿命の長い動物ほど、体内で作られる抗酸化酵素＝スーパーオキサイドディムスターゼ（ＳＯＤ）の活性が高いことが、これまでの研究から明らかになっています。

したがって、活性酸素を除去してくれる抗酸化食品（第2章参照）を積極的に摂取することが、老化を防ぎ長寿を手に入れる重要なポイントになるのです。そして、それと同時に、ＳＯＤの活性を助けたり高めてくれるような食品を摂取することも、忘れてはならないポイントです。

というのは、年をとると酵素が十分に作られなくなったり、酵素の働きが低下しやすくなるからです。

活性酸素の害を防ぐＳＯＤばかりでなく、食物を消化吸収する機能もだいたい45歳を過ぎるころから衰えてしまうことがわかっています。

そこで、低下した酵素の働きを補ってくれるものや酵素と同様の働きを持つものを、食品やサプリメントで摂取するという考え方が、アメリカではすでに一般的になっているほどなのです。

1 抗酸化酵素（SOD）

体内で生成される抗酸化物質には、スーパーオキサイドディムスターゼ（SOD）、カタラーゼなどがあります。これらは、序章で述べたように、活性酸素の害を防ぎ、老化や老年病を予防するのに重要な役割を担《にな》う酵素です。

このSODの活性を高めてくれる食品として、ブロッコリー、キャベツ、芽キャベツがあげられます。

漢方の生薬にもSOD活性を高めてくれるものは多く、たとえば沙棘《サージ》という薬用植物はその代表例といえます。

循環器、消化器、呼吸器の病気、脳血管障害、新陳代謝および自己免疫疾患の改善に加え、老化防止、ガン予防など、さまざまな効能を発揮してくれることが確認されているのです。

沙棘の研究で長い歴史を誇る旧ソ連では、医薬品に認定されており、宇宙飛行士の保健薬品にも指定されています。

また、亜鉛やセレンはＳＯＤの活性を高めるのに必要なミネラルです。

2 ナットウキナーゼ

ナットウキナーゼは納豆菌が作り出す酵素の一種で、食品から分離された血栓溶解酵素です。ナットウキナーゼから血栓溶解剤が開発されて、動脈硬化や脳梗塞《こうそく》の治療に使われています。

3 消化酵素

パパイヤ、パイナップル、バナナ、マンゴー、アボガドなどの果物は、タンパク質分解酵素を含んでいます。

加齢によって消化器の働きが悪くなると、消化不良や栄養障害などを引き起こす危険が高まりますが、肉や魚などのタンパク源を摂取するときにこれらの果物もいっしょに食べるようにすれば、タンパク質を分解するのを助けてくれます。

4章

老年病や生活習慣病を予防改善する食品

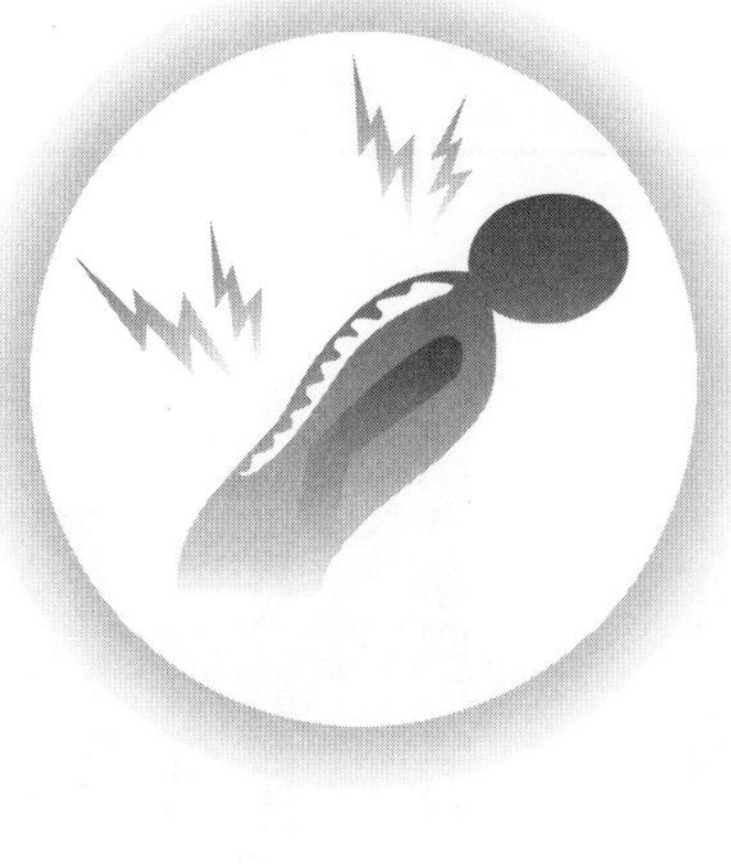

老年病と生活習慣病

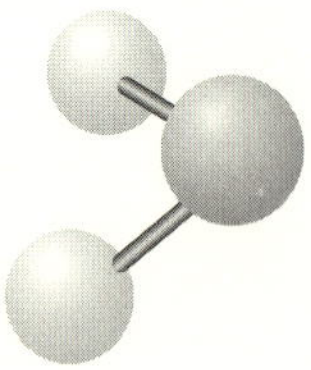

加齢とともに心身のさまざまな機能が低下し、さまざまな病気を招《まね》くリスクが高まっていきます。

たとえば、ものが見えにくくなる、胃腸や肝臓などの働きが弱くなる、高血圧や糖尿病などの生活習慣病を引き起こす、といったことが起こってきます。

また、免疫力の低下から病気になりやすく、治りにくくなるという傾向も年齢とともに高まっていきます。

年齢にともなって増加する慢性疾患を老年病といいます。

現在、老年病を予防改善するのに有効な食品が多く報告されています。ここでは、効果の確認されている代表的なものを紹介していきたいと思います。

ぜひ毎日の食事にうまく取り入れ、心身の若さと健康をいつまでも維持するために役立ててください。

・・目・・

老化にともない、近くのものに焦点が合わなくなる老眼を訴える人は多くなりますが、そればかりでなく、老人性白内障や加齢黄斑《おうはん》変性症といった目の病気を患《わずら》う人も増えてきます。

老人性白内障とは、透明なはずの目の水晶体がにごってしまい、視力が低下してしまう病気です。

加齢黄斑変性症とは、眼底で物体を識別するもっとも大切な場所で、年をとるにともなってこの黄斑部の働きが低下し、視力が下がり、ついに視力を失うこともあります。また、目の網膜や脈絡膜と呼ばれる部分から出血して、やはり視力が低下することもあります。

老人性白内障は手術で治すことができますが、加齢黄斑変性症は難病で有効な治療法がないのが現状なのです。

ですから、日ごろから目の健康を維持し、発症を防ぐことが何より大切です。

1 ブルーベリー（アントシアニン）

ブルーベリーの研究が進んでいるイタリアでは、ブルーベリーのエキスが近視や網膜症などの治療薬として使われています。フランスでは、目の薬としてばかりでなく、胃潰瘍《かいよう》の治療や毛細血管の強化など、さまざまな目的で医薬品として利用されています。

●ロドプシンの再合成と抗酸化作用

目の網膜にはロドプシンという色素があり、これが分解と再合成をくり返して光の刺激を脳に伝えています。ブルーベリーに含まれているアントシアニンは、ロドプシンの再合成を活発にする働きがあり、これにより目の機能がよくなったり、眼精疲労を改善するのに役立っているのです。

また、アントシアニンには強力な抗酸化作用も確認されています。その威力は、抗酸化ビタミンであるビタミンCやEの5倍ともいわれており、目の細胞を活性酸素の害から守り、目の毛細血管を保護する働きなどもあることから、目の老化や病気を予防する効果を発揮してくれると考えられています。

●効果的な摂取のしかた

ブルーベリーは、生のものはもちろん、ジャムやジュース、アントシアニンなどの有効成分を抽出した健康食品、サプリメントなど、さまざまなタイプが入手できるようになっています。

生のブルーベリーを食べる場合や自宅でジャムなどを作る場合は、皮ごと利用するのがポイントです。というのは、アントシアニンは皮の部分に多く含まれているからです。

なお、日本産のブルーベリーは、クロロゲン酸という抗酸化物質を含んでいることが確認され、アントシアニンと相乗効果を発揮してくれるのではないかと注目されています。

2　抗酸化ビタミン、カロチノイド

ビタミンC、E、ベータカロチン、アスタキサンチンなどの抗酸化物質にも、目の健康を保ち老化を予防する働きがあります。

眼底にある黄斑はものを見るために大切な場所です。年をとると、この黄斑が変性し、ものが見えにくくなります。黄斑にはカロチノイド色素がたくさん集まっているために、黄色くなってきます。

カロチノイド色素の1つであるアスタキサンチンを含んだ食品で、黄斑変性が改善することが観察されています。

・・肝臓・・

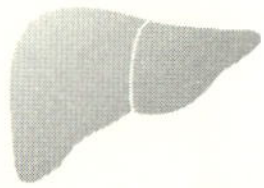

肝臓の細胞は年齢とともに少しずつ減少していきます。つまり、年をとると肝臓は小さくなっていくのです。

肝臓は、寿命を大きく左右するアルブミンという物質を作り出している臓器です。血液中に含まれるアルブミンが多いほど長生きし、肝臓の機能が低下してアルブミンの合成量が少なくなるほど10年後の死亡率が高くなるという研究データが報告されています。

そのため、アルブミンは余命の予知因子とも呼ばれ、長寿のカギを握る物質として多くの研究者の注目を集めているのです。

アルブミンを合成する他、肝臓は、脳の唯一のエネルギー源となるブドウ糖をグリコーゲンとして貯蔵し、必要に応じて脳に供給する、生体維持に必要なタンパク質や酵素を合成する、アルコールや食品添加物、化学物質などを無毒化し、体外に排出する、といった非常に重要な役割も担《にな》っています。

このような働きを担う肝臓が弱ってしまったり、肝臓の細胞が減少してしまうと、寿命を縮めることになりますし、反対にいつまでも元気に働いてくれれば長寿を手に入れることにつながるのです。

1 ウコン

ターメリックとも呼ばれ、カレーに欠かせない香辛料として利用されているウコンには、弱った肝臓を助け、肝炎や肝硬変、肝臓ガンなどの肝臓障害を予防改善する効果があります。ウコンの黄色のもとであるクルクミンという色素に、胆汁《たんじゅう》の分泌を促進して、肝臓の解毒《げどく》機能を助ける働き、体内にある有害物質を無毒化する働き、そして抗酸化作用があるのです。

これらが相乗的に働くことで、中高年に多く老化を促進させる原因になる高血圧や動脈硬化、心臓病の予防にもつながることがわかっていますし、ガンにも有効なことが確認され、厚生省、文部省、化学技術庁の3省庁が進めている「ガン克服新一〇か年戦略」でガンの予防に効果が期待できる食品の1つとして研究対象に取り上げられています。

●肝機能増強作用、殺菌作用

肝臓は、体内に取り込んでしまった有害物質や不要物を分解処理し、さらに、血液中のよぶんなコレステロールから胆汁を合成して、尿として排出できない脂溶性の物質を体外に捨てるという働きを担っています。

ですから、ウコンの肝機能増強作用により、肝臓が元気に胆汁を作ってくれれば、血液中のよぶんなコレステロールが除去されますし、抗酸化作用によってコレステロールが酸化されて血管の壁に沈着するのを防ぎます。

また、有害物質や不要物が細胞を傷つけ、それが老化や老年病を引き起こす原因になりますが、肝臓の解毒機能が活発で、しかもウコンの抗酸化作用により活性酸素の害を抑制できれば、有害物質が老化を促進させたり、細胞のガン化やガンの増殖を抑えることにもつながります。

動物実験ではガンの発症や進行を抑える働きのあることが報告されており、それはクルクミンが体内でテトラヒドロクルクミンという強力な抗酸化物質に変化するためであることが確認されています。

ウコンに含まれる有効成分はクルクミンばかりではありません。胃潰瘍や胃ガンの原因になるピロリ菌や病原性大腸菌などを除去する強力な殺菌作用も秘めた精油成分、免疫力を高めて抗ガン作用を発揮するベータグルカンも含んでいます。

●効果的な摂取のしかた

ウコンには、春ウコン、秋ウコン、ガジュツ（紫ウコン）の3種類があります。産地の沖縄では生のウコンをすりおろすなどして料理に使うこともありますが、苦みがあるので、慣れない人は、粉末や錠剤などの健康食品を利用するといいでしょう。

なお、ウコンを発酵させた発酵ウコンは、通常のウコンより抗酸化力が5割もアップするという研究報告があります。発酵させることで苦みが少なくなって味もよくなり、さらに抗酸化作用が強化されるわけです。発酵ウコンも健康食品として売られています。

2 タウリン

アサリ、シジミ、カキなどの魚介類に多く含まれるタウリンには、肝細胞の細胞膜を安定させる、肝細胞の再生を促進させる、肝臓がエネルギーを生成するのを助ける、胆汁の分泌を促《うなが》すなど、肝機能を高めて肝臓の健康を守る働きがあります。

アミノ酸の一種であるタウリンは、このような優れた機能をいくつも発揮してくれることから機能性アミノ酸とも呼ばれています。

お酒を飲んだあとに貝の味噌汁を飲むとスッキリするのは、アルコールを分解処理する肝臓の働きを助けてくれるからなのです。

魚介類の中でもタウリンの含有量が多いカキは、有効成分を抽出してカキエキスとして商品化されています。カキエキスはタンパク質、ビタミン、ミネラルなどをバランスよく含み、肝機能増強の他、疲労回復や血圧の安定などにも効果があります。

なお、メチオニンという成分もタウリンと同様の働きをするアミノ酸の一種で、シジミの他、滋養強壮に優れたマムシエキスに多く含まれています。

3 タンパク質

肝臓病の治療では、タンパク質をたっぷり摂取する食事療法が重要視されています。タンパク質が肝臓の細胞を作る材料だからです。肝炎などの肝臓障害を患《わずら》っていますと、肝臓の細胞がどんどん破壊されてしまいますから、細胞の修復や再生のために、十分にタンパク質を摂取することが必要になるのです。

肝臓の老化を防ぐ、あるいは加齢によって肝細胞が減ってしまうのを防ぐためにも、高タンパク食がポイントになります。高タンパク食とは、体内で作ることのできない必須アミノ酸をバランスよく含んだ食品のことで、その代表例として卵や牛乳、鶏むね肉、カツオ、サケなどがあげられます（82ページ参照）。

また、余命の予知因子であるアルブミンもタンパク質が材料になりますので、アルブミンを合成する肝臓の機能を高めてくれるタンパク質に注目することも大切です。それには、肝臓の機能が低下しているときに減少するアミノ酸（分枝鎖アミノ酸）を補い、同時に肝臓の機能が低下しているときに増加するアミノ酸（芳香族アミノ酸）はひかえるような食

◆この食べ物が「肝臓」の機能を守る◆

分岐鎖アミノ酸と芳香族アミノ酸の含有比率

落花生	1.58
アーモンド	1.95
ココア	1.78
あずき(あん、さらし)	2.13
豆腐	1.99
糸引き納豆	1.81
豆乳	1.97
えだまめ	2.04
アジ	2.39
ウナギ	2.30
カツオ	2.53
ホンマグロ	2.53
アサリ	2.12
カキ	2.10
ハマグリ	2.27
イカ	2.39
ウニ	2.07
クルマエビ	2.00
ケガニ	2.18
タコ	2.41
牛肉(サーロイン、和牛)	2.43
馬肉	2.45
鶏肉(むね、皮なし)	2.39
鶏肉(レバー)	2.23
豚肉(ロース)	2.44
豚(レバー)	2.29
豚(ハム、ロース)	2.44
羊肉(ロース、マトン)	2.36
鶏卵(全卵)	2.37
牛乳(全乳)	2.48
プロセスチーズ	2.04
ブロッコリー	2.31
もやし、大豆もやし	2.13
にんにく	1.83
にんじん	2.29
じゃがいも	2.07
ピーマン	2.30
ほうれん草	1.83
キウイフルーツ	2.70
バナナ	3.36
しいたけ	2.42
えのきたけ	2.10
LEM *しいたけ菌系体エキスなど	2.83
ほしのり	2.54
ひじき	2.58
わかめ	2.61
精白米	1.98
食パン	2.00
うどん	1.88
そば	1.97
コーンフレーク	2.61
はとむぎ	2.57

*重量で(フィッシャー比を応用したもの)。ただし、食品中のタンパク含有量は別

品が理想的です。

そうした働きの期待できる食品を前ページに示してみましたので、肝臓がくたびれているのではないかと気になる方は、ぜひ参考にしてください。

4 グリチルリチン

医療の現場では、グリチルリチン製剤（強力ネオミノファーゲン）が肝庇護《ひご》薬として使用されています。とくに、免疫力が低下している高齢者、肝臓病の病状が悪化している人に、病気の進行や肝臓ガン発症を抑制するために用いられます。

グリチルリチン製剤は、漢方生薬の甘草《かんぞう》の主成分であるグリチルリチンの他、グリシン、システインという成分を含み、肝細胞の細胞膜を安定させたり、炎症やアレルギーを抑える作用があります。

グリチルリチンは漢方薬の小柴胡湯《しょうさいことう》にも含まれており、さらにポリフェノールやサポニンなどを含む小柴胡湯もまた肝庇護薬として使われています。

消化器

高齢になると、便秘や下痢、栄養障害に悩む人が多くなります。これは、腸の働きが低下してしまうことが1つの原因です。

また、腸の働きが悪くなると栄養障害を招いたり、大腸ガンのリスクが高まります。これは、加齢とともに腸の中にいる善玉菌であるビフィズス菌が少なくなってくることも一因になっているものと考えられています。

かつては欧米に多く日本では少なかった大腸ガンが、近年、増加傾向にあります。これは食生活の欧米化と関係しており、野菜や豆類、穀類、きのこ類など食物繊維を含む食品の摂取量が減少したことが関わっていると考えられています。

1 食物繊維

食物繊維とは、人の消化酵素で消化されない食物成分のことです。消化されないわけですから、栄養やエネルギーにならない食べ物のカスで利用価値のないもの、として扱われてきました。

しかし、現在では食べ物のカスどころか、むしろ健康を維持するのに必要なもの、生活習慣病や老年病を予防する効果のある大切な成分であることが明らかになってきています。

食物繊維を摂取すると、腸管を刺激して消化液の分泌を促《うなが》したり、腸内細菌の働きを活発化させたり、食物の消化吸収をスムースにします。便や腸内にある有害な異物や発ガン物質、カドミウムやストロンチウムといった有害な重金属などを吸着して排出します。また、糖分の吸収を遅らせて肥満や糖尿病の予防をしたり、コレステロールを低下させる作用もあります。

一方、食物繊維の不足は、栄養素の消化吸収を悪くし、そのため体の機能に好ましくない影響を及ぼしたり、肥満や糖尿病、大腸ガンのリスクを高めます。

老化にともなって、どうしても腸の働きが低下しがちです。弱った腸の機能を食物繊維で助けて、高齢者に多い便秘や下痢、栄養障害、そして大腸ガンの予防につなげてほしいと思います。

2 オリゴ糖

加齢とともに減少してくる善玉のビフィズス菌を増やしてくれるのがオリゴ糖です。

人の腸の中には、ビフィズス菌のような善玉菌、大腸菌やウエルシュ菌といった悪玉菌がいて、悪玉菌が増えてしまうと、食物の消化吸収が悪くなったり、十分に分解されない食物が腸の中で腐敗物質となって発ガン物質を生成してしまいます。ですから、悪玉菌が増殖するのを防いでくれるように、常に善玉菌を多く保つことが大切なのです。

オリゴ糖は善玉のビフィズス菌のエサとなるもので、ビフィズス菌を増殖、活性化する働きを持っています。ビフィズス菌が多くなれば、腸の働きが活発になり、便通を改善し、腸内環境が整えられます。

つまり、老化によってビフィズス菌が減少し、便秘や下痢、さらには大腸ガンを引き起こしやすくなるのをオリゴ糖がストップしてくれるというわけです。

他にも、肝臓の解毒《げどく》作用を助けたり、虫歯を予防したり、ミネラルの吸収を高めたり、コレステロールを低下させるなどの働きもあります。

◆各オリゴ糖の優れた効能とは◆

オリゴ糖の種類と特徴

フラクトオリゴ糖	消化酵素で分解されにくいので低エネルギー甘味料として用いられる。腸内でビフィズス菌の増殖を促進し、便秘、高脂血症の改善などに効果があり、虫歯にもなりにくい。
イソマルトオリゴ糖	ハチミツ、味噌、醤油などに含まれ、酵母によって発酵しない非発酵性糖。腸内の消化酵素で分解されるが、悪玉菌には利用されず、とくにビフィズス菌を増殖させる。虫歯になりにくい。防腐・耐熱・耐酸性があるほか、うま味やこくをもつので製菓、製パンなどに利用される。
大豆オリゴ糖	大豆に含まれる各種のオリゴ糖の総称。大豆タンパク質を利用した残りかすからつくられる。消化酵素で分解されにくいので、エネルギーは砂糖の半分程度。熱や酸に強く、少量でビフィズス菌をふやす。
ガラクトオリゴ糖	乳糖をアルカリ処理してつくる。ビフィズス菌を増殖させるが、悪玉菌にも利用される。便秘や下痢を改善し、タンパク質の消化吸収を助ける。
パラチノースオリゴ糖	しょ糖からつくる。消化酵素で分解されやすく、エネルギー源になるが、虫歯になりにくく、菓子類に多用されている。

オリゴ糖は大豆やタマネギ、ハチミツなどにも含まれていますが、人工的に合成されたものも各種あり、甘味料や栄養補助食品、食品添加物として利用されています。

・・骨・・

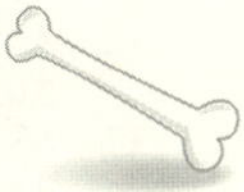

腰痛、膝関節痛、骨粗鬆《そしょう》症などを抱える人は、年齢とともに増加します。骨折によって寝たきりになる人もあります。これらは骨が弱くなってしまうことが主な原因で起こる、老年病の一種といえます。

つまり、ある日突然に発症するのではなく、長い年月をかけて少しずつ進行、悪化していくのです。

したがって、できるだけ早い段階から次に紹介する栄養素や食品を積極的に摂取して、体の内側から骨を強化する対策が必要になります。

それに加えて、毎日適度に体を動かし、骨を鍛えておくことも大切です。

1 グルコサミン

中高年に多く見られる関節の痛みに対して、病院で使用される抗炎症薬や鎮痛剤と同程度の効果が確認されているのが、栄養補助食品グルコサミンです。

ヨーロッパでは変形性関節症の治療薬としてグルコサミンが広く使われており、グルコサミンを摂取した70～90％の人に有効で、膝の痛みが消えて楽になった、動きがスムースになったという報告がされています。

●軟骨の材料を供給する

日本国内で変形性関節症を患《わずら》っている人は3000万人にのぼると推定されており、しかも男性に比べて女性の患者が顕著に多いという傾向もあります。

その原因は、膝関節の軟骨の磨耗です。軟骨を合成する機能が加齢によって衰えてしまうことから発症します。

グルコサミンは糖タンパク質の一種で、人の体内にもプロテオグリカンという成分として軟骨や結合組織に多く存在しているのですが、加齢とともにプロテオグリカンを合成する働きが低下し、軟骨組織がすり減ってしまい、骨と骨がこすれるせいで痛みが生じてくるのです。つまり、膝関節の痛み、変形性関節症は、40歳前後から増えはじめ、70代後半でピークとなる、老年病の一種なのです。

それが、グルコサミンを摂取することで、いってみれば軟骨の材料が供給できるようになるために改善されます。さらにグルコサミンは、すり減ってしまった軟骨の再生を促《うなが》す作用も秘めているのではないかと注目している専門家もいます。

栄養補助食品として利用できるグルコサミンは、エビやカニの甲羅《こうら》を材料に作られるもので、変形性関節症ばかりでなく、痛風や関節炎、スポーツ障害にも有効という研究結果が多く報告されているため、スポーツ選手の中にも利用している人が増えているといいます。

ただし、大量な摂取はむしろ害を及ぼす危険性が否定できないので注意してください。

また、糖尿病の人は医師と相談して利用するようにしてください。

2 カルシウム

骨や歯の材料として欠かすことのできないカルシウムは、日本人の場合、必要な摂取量を満たしていない、不足しやすいミネラルの代表としてよく取り上げられます。

カルシウムが欠乏すると、骨粗鬆症、歯周病などを引き起こすばかりでなく、精神的に不安定になったり、血行障害から心臓病を招く危険も高まります。

肉や加工食品が多い食事では、これらに含まれるタンパク質、ナトリウム、リンなどがカルシウムの供給を減らし、排泄《はいせつ》を促してしまいますので、注意してください。

また、脂肪の多い食品はカルシウムの吸収を悪くします。

老化にともなってリスクの増える骨粗鬆症を予防して丈夫な骨を維持するため、さらに精神的不安定や血行障害を避けるためにも、カルシウムを豊富に含む小魚や乳製品などをたっぷり食べるようにしてください。

3 コラーゲン

コラーゲンは骨に存在しており、カルシウムの沈着を助けて骨を丈夫に保つ働きをしています。また、細胞と細胞を結合させ、酸素や栄養を細胞に供給したり老廃物を取り除くのに役立っているため、肌の若さを維持するのにも大切な成分です。

ただ、肌の老化を予防し、シミやしわを防ぐとしてコラーゲン配合の化粧品や健康食品が人気を呼んでいますが、肌にコラーゲンを塗ることでどの程度の効果が得られるのかは、まだ確認されていません。現在のところは、健康食品として摂取したほうが、骨や肌、目などの老化対策に有効と考えられています。

なお、ビタミンCや鉄を含む食品といっしょに摂取すると、より高い効果が得られます。

4 納豆（ビタミンK）

納豆に含まれるビタミンKは、カルシウムが骨に沈着するのに必要な成分です。

ビタミンKは、キノコ類や魚に多く含まれているビタミンDとともに、骨粗鬆症の予防に有効で、治療薬としても使われています。

・・高血圧・・

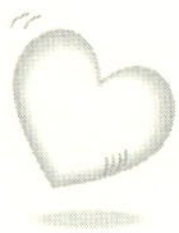

日本高血圧学会は「高血圧治療ガイドライン２０００」をまとめ、１日に摂取する食塩の量を従来の10グラム以下から７グラム以下に変更するなど、これまでの基準を改めました。

ＷＨＯ（世界保健機構）が１９９９年に発表した指針でも「最高血圧１３０未満、最低血圧85未満」と、それ以前より低い目標値が設定されています。

これは、血圧が低ければ低いほど脳出血や心筋梗塞《こうそく》などのリスクが低くなるという研究結果が多く報告されているためです。

加齢とともに、血圧はどんどん高くなるという傾向があります。酸化されたコレステロールが血管の壁に沈着したり、血液の粘度が上がってサラサラと流れなくなるため、心臓の負担が増大するからです。

1 ニンニク

ニンニク独特の匂いのもとであるアリシンという成分は、血小板が固まって血栓ができるのを防ぐ働きを持っています。抗酸化物質ケルセチンを含むタマネギやブロッコリーなどもアリシンを含んでいますが、その含有量はニンニクが飛び抜けており、しかも匂いの強いニンニクほどアリシンの血小板凝集を抑えて、高血圧や動脈硬化を予防する働きが強いといわれています。

また、スコルジンという成分にも、血管を拡張して血液の循環を改善する作用やコレステロールを低下させる働きなどのあることが確認されています。

加えて、ニンニクには老化を抑制する研究結果も報告されていますし、アメリカではガン予防に有効な食品の第1位にあげられています。

ニンニクといえば天然の強精剤としてよく知られていますが、高血圧や動脈硬化、血栓症、心臓病、さらにはガンまで、加齢にともないリスクの高まるさまざまな病気を未然に防いでくれる効果が秘められています。

●ニンニクビタミン

アリシンはビタミンB_1と結びついてアリチアミンという物質になり、ビタミンB_1と同様の働きをします。

ビタミンB_1はパワービタミンという別名を持ち、糖分や脂質などを代謝してエネルギーを作り出すという重要な働きを担っています。ただし、ビタミンB_1は損なわれやすい性質があるのですが、アリチアミンはビタミンB_1と同様の働きを持ちながら損なわれにくく体内にストックされて、いわゆるスタミナ源になります。こうしたことから、アリチアミンはニンニクビタミンとも呼ばれます。

●脳への効果や老化抑制効果、抗ガン作用も

老化促進マウスを使った実験では、熟成ニンニク抽出液をエサに混ぜて与えたところ、通常のエサを与えたグループよりも長生きしており、老化の指標となる脱毛や毛のつやの程度も良好な状態を示し、ニンニクには老化を抑制して寿命を延ばす作用があるという実験結果の報告があります。

同じ実験で、老化促進マウスの記憶学習能力を調べるテストも行なわれ、熟成ニンニク抽出液を与えると記憶学習能力も改善されたという結果が得られています。

また、アメリカの国立ガン研究所（ＮＣＩ）が中心になって進めているガン予防研究の「デザイナーフーズ計画」では、ガン予防が期待される第１位の食品群に取り上げられています（217ページ参照）。

さらに、ニンニクを食べるとアドレナリンやノルアドレナリンの分泌が活性化されて脂肪の燃焼やエネルギー消費が高まること、コレステロールの酸化を抑制する抗酸化作用や強力な殺菌作用があることなども確認されています。

●効果的な摂取のしかた

生のニンニクを食べ過ぎると、腹痛や貧血を起こす場合があります。１日に２～３片くらいが摂取量の目安です。

また、熱を加えてもアリシンの効果は発揮されますので、ニンニクの匂いが気になる人は、炒めるなど十分に火を通すといいでしょう。

なお、紫色のニンニクのほうが、ふつうの白いものよりも高い抗酸化作用があります。

2 カリウム

高血圧の予防改善のポイントとしてよく紹介されるのは、減塩とカリウムの摂取です。海藻類やキノコ類、緑黄色野菜などに多いカリウムは、血液中のナトリウムを排出する働きがあるため、血圧を降下させるのに欠かせません。

3 ルチン

日本そばにも、血圧降下作用が確認されています。血圧を上昇させるアンジオテンシン変換酵素という酵素の働きを阻害する働きがあるからです。

なかでもルチンという物質は、血管の弾力性を保ち血管を丈夫にする、高血圧から発展しやすい動脈硬化を予防する、抗酸化ビタミンであるビタミンCの吸収を高めてその働きを助ける、といった作用があります。

ルチンはそばに含まれる抗酸化物質フラボノイドの一種で、そばの色はまさに活性酸素の害を防いでくれるルチンの色なのです。

4 オリゴペプチド

オリゴペプチドはミルクや魚のタンパク質を乳酸発酵させてできてくるもので、高血圧の治療薬の1つであるアンジオテンシン変換酵素阻害薬と、同じ作用で血圧を低下させます。このオリゴペプチドは、特定保健用食品として認定されていますし、スープも市販されています。

・・肥満・・

肥満とは、〔体重〕÷〔身長（m）の2乗〕の結果、25以上になる場合をいいます。これは過食や運動不足から起こる病気の一種であり、さらに高血圧や糖尿病、高脂血症、動脈硬化などを発症しやすい状態でもあります。肥満症の人は、心臓への負担も非常に大きくなり、心臓血管系の老化を早めてしまう危険も高まります。

ですから、過食や偏食を見直し、毎日体を適度に動かすことが必要です。エネルギーの多い脂肪を取り過ぎないようにする、エネルギーをほとんど含んでいない食物繊維を摂取して空腹感を起こさないようにする、といった工夫も大切です。

また、脂肪の種類によっても肥満の起こり方に違いがあります。シソ油に多いα-リノレン酸、魚油に多いＥＰＡやＤＨＡは太りにくい油です。ジアシルグリセロールを多く含む油（エコナ油）は特定保健用食品に認定されています。こうしたものをうまく食生活に取り入れるようにするといいでしょう。

ここでは肥満の予防改善に有効なものを紹介します。なお、高血圧（202ページ）、糖尿病（210ページ）、高脂血症（212ページ）も関連がありますので、ぜひ参照してください。

1 カプサイシン

カプサイシンはトウガラシの辛み成分で、アドレナリンやノルアドレナリンなどのホルモンの分泌を増加させる働きがあります。アドレナリンは体脂肪の分解を促し、それによりエネルギー代謝が活性化、脂肪の燃焼が促進されるのです。

食べてすぐに作用しはじめることもわかっており、食後30分間はエネルギー代謝が高まり、食後50〜90分間は糖代謝が高まることが明らかにされています。

また、血管を拡張する作用もあるので、血液循環がよくなり、肩こりや冷えの予防改善にも有効です。

料理にトウガラシを加えてみるのはもちろん、ダイエット効果の高いサプリメントを利用することもできます。

2 ガルシニア

ガルシニアは、カレーの香辛料に利用されるタマリンドという植物のことで、有効成分はガルシニアに含まれているヒドロキシクエン酸という成分です。このヒドロキシクエン酸に、脂肪の合成を阻害すると同時に体内に蓄積されている体脂肪を燃焼させる働きがあります。

また、脳に満腹感を与えて食欲を抑制する作用もあるため、肥満の改善に効果的です。

サプリメントとして入手できます。

3 カテキン

お茶に多く含まれている抗酸化物質カテキンは、脂肪の分解を高めて、脂肪の燃焼を促進してくれる働きもあります。ココアの抗酸化作用もココアに含まれているカテキンの作用によるものです。

・・糖尿病・・

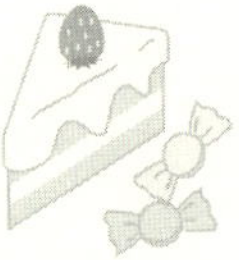

食事で摂取した糖質は腸で消化されてブドウ糖になり、肝臓へ運ばれたあとに血液によって全身に運ばれることになります。そして、各臓器や組織で必要なエネルギーとして使われます。血液中に含まれるブドウ糖の量すなわち血糖値はだいたい一定の範囲に保たれていますが、高血糖の状態がずっと続いてしまうのが糖尿病です。

糖尿病には、血糖値をコントロールするインスリンというホルモンがまったく分泌されないタイプと、インスリンの分泌量が少なかったり、その働きが低下しているために起こるタイプとの2つがありますが、ほとんどの糖尿病が後者のタイプで、その主な原因は偏った食生活や運動不足といった生活習慣にあるといわれています。

糖尿病が進行すると、網膜症や腎臓障害、さらには神経障害などの恐ろしい合併症を招く恐れがありますから、まずは食生活を見直していただきたいと思います。

その際のポイントは、糖質や脂肪などの摂取を抑えつつ、栄養バランスに注意して、標準体重を維持するということになりますが、ギムネマのような健康食品を積極的に利用してみるのも有効です。

1　ギムネマ

健康食品として入手できるギムネマは、膵臓《すいぞう》から分泌されるインスリンの分泌を促進させて、血糖値が高くなり過ぎないように安定させるので、糖尿病の予防改善に効果的です。

また、ギムネマに含まれているギムネマ酸は、甘みを感じる舌の細胞にふたをするような働きをして、食べ物の甘みを消すという特徴的な性質を持っています。

さらに、小腸でのブドウ糖吸収をコントロールしており、食事から摂取された糖分の

50％を吸収阻止するとの報告もあります。

　ですから、糖尿病をはじめとする生活習慣病につながりやすい肥満を防ぐ効果もあります。

2 食物繊維

　野菜やきのこ類などに多い食物繊維は、糖質や脂肪の吸収をゆるやかにするため、血糖が急激に上昇するのを防ぐ働きがあります。

　また、腸の働きを活発にして排便を促す、コレステロールを低下させるといった作用もあります。

・・高脂血症・・・

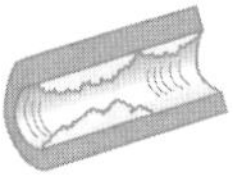

　高脂血症とは文字どおり、血液中に脂肪やコレステロールが増えてしまう病気です。これらがあまりに多くなると、血管の壁に沈着して動脈硬化を進行させせます。

また、糖尿病の人は高脂血症を合併しやすく、高脂血症の人は糖尿病を発症しやすいといった関係があります。

どちらも食生活をはじめとする生活習慣が大きく影響している生活習慣病でもあり、年齢とともに発症リスクの高まる老年病でもあります。

1 キチンキトサン

キチンキトサンは、カニやエビの殻に含まれている動物性の食物繊維です。脂肪を吸着して便とともに体外に排出させますので、コレステロールや血圧を下げるのに有効です。また、便秘予防やダイエット、免疫力アップ、抗ガン作用（219ページ参照）も発揮してくれる優れた健康食品です。

もちろん、植物性の食物繊維も積極的に摂取するようにしてください。水溶性で粘度の高い食物繊維で効果が大きい、ペクチン、グアサム、サイリウムなどが栄養補助食品としても発売されています。

2 カルニチン

カルニチンは、血液中にある脂肪を細胞内に取り込むという働きを担っています。この働きのため、血液中にコレステロールが増えるのを抑えてくれます。

もともとは人の肝臓で合成されるアミノ酸で、牛肉などの動物性食品に含まれている成分ですが、脂肪の代謝を促して燃焼させる働きがあるため、ダイエット用のサプリメントに配合されています。

3 オリーブオイル

オリーブオイルに含まれているオレイン酸が、血液中のコレステロールを低下させます。しかも、善玉のＨＤＬコレステロールは減少させずに、悪玉のＬＤＬコレステロールだけを減少させるという働きをしてくれます。

加えて、ビタミンＥやポリフェノールもオリーブオイルには含まれています。老化予防に効果のあるビタミンEやポリフェノールは、その抗酸化作用により血液中に過酸化脂質が増えるのを抑制してくれます。

コレステロール低下作用と抗酸化作用の2つの働きがあるため、オリーブオイルは高脂血症ばかりでなく、高血圧や動脈硬化、心臓病などの予防にも効果的なのです。

さらに、体内でビタミンAに変わって免疫力を高めてくれるベータカロチンも含まれています。

ただし、油の一種ですから、多量に摂取すればエネルギー過剰になってしまう点に注意してください。

4 紅麹

紹興酒や沖縄名物の豆腐ようを作るのに使用される紅麹には、肝臓でのコレステロール合成を抑えてくれる物質が含まれている他に、ギャバロン茶（57ページ参照）の有効成分であるガンマアミノ酪酸が含まれています。

ガンマアミノ酪酸は血圧の上昇を防ぎ、コレステロールを低下させ、全身の血流を良好な状態に保ち、高脂血症や動脈硬化などを予防するとともに、脳への血液の流れも改善することにより、脳の老化や痴呆を防ぐ働きも発揮してくれます。

なお、青魚に多く含まれるＤＨＡやＥＰＡにも血液中のコレステロールや中性脂肪を低下させ、血液をサラサラにして高脂血症や動脈硬化などを予防するとともに、脳への血液の流れをよくする働きがあります。

・・ガン・・

ガン発生の危険は誰にでもあり、しかもガンの80%近くは生活習慣が深く関係していると考えられています。

なかでも食生活の影響は非常に大きく、活性酸素や発ガン物質などの害を防ぎ、ガンの発症を抑制する働きのある食品をふだんから十分に摂取しているかどうかが、10年後、20年後の健康を左右するといっても、決して過言ではありません。

アメリカの国立ガン研究所（ＮＣＩ）が中心になって進めているガン予防研究でも、ガンに有効な食品研究は重要な位置を占めており、「デザイナーフーズ計画」としてまとめ

◆「デザイナーフーズ計画」のピラミッド◆

ガン予防の可能性がある食品

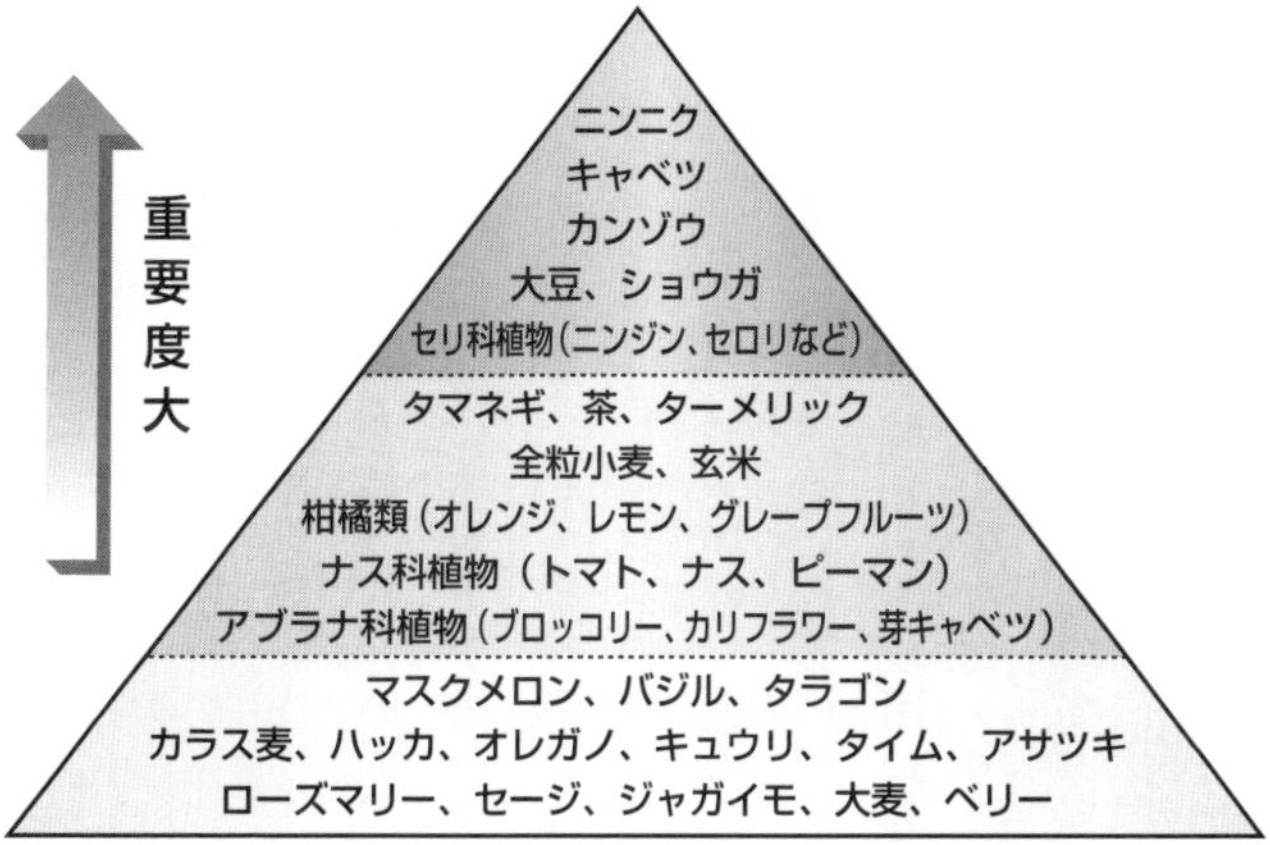

られています。

「デザイナーフーズ計画」で具体的にどんな食品がガン抑制に効果的かを示したのが、上の表です。ピラミッドの上にある食品ほど人に対しての有効性が証明されており、ピラミッドの下にある食品は動物実験の段階のものが多くなっています。本書の中でこれまで紹介した食品も多く取り上げられています。

食品の順位は今後の研究の進展により変動する可能性もあるわけですが、ガン予防に威力を発揮してくれる食品として、ＮＣＩが研究対象にピックアップしているこれらを、積極的に食べるようにすることはたいへん意義深いことでしょう。

ここでは、ガンに対する有効性が確かめら

れているものをさらにつけ加えておきたいと思います。

1 カテキン

ガン細胞は無限に増殖を続けるという、正常な細胞にはない特徴を持っていますが、お茶に含まれる強力な抗酸化物質カテキンをガン細胞に投与すると、増殖がストップし、自然にガン細胞が死滅するという研究報告がされています。

このような性質に着目し、お茶の成分を抗ガン剤として開発することはできないだろうかという試みが、現在、アメリカで進められています。テキサス大学M・D・アンダーソン癌《がん》センターでは、ガン患者に緑茶の抽出物を投与して、重大な副作用のないことを確認し、さらに詳しく効果を確かめる段階に移るとしています。

私たち日本人が古くから日常の飲み物として愛飲してきたお茶が、ガンの予防や治療の最先端の研究対象となっているのです。

実際、お茶の産地である静岡県は、胃ガンによる死亡率が他の県と比べて非常に低いことで有名です。これは、静岡の人たちが日常的によくお茶を飲むことと深い関係があるのではないかといわれています。胃ガンばかりでなく、すべてのガン、生活習慣病による死亡率が静岡県では低くなっていますから、お茶を日常的によく飲み、カテキンを多く摂取している静岡の人たちは、結果的に平均寿命も長くなる傾向があるものと考えられています。

この他、ブドウ種子に含まれるリスベラトール（110ページ参照）、プロポリス（129ページ参照）も、ガンに対する効果が確認されています。

2 キチンキトサン

エビやカニの殻から作られるキチンキトサンは、ガンに効く健康食品として専門家の注目を集めています。

ガン治療で使われている抗ガン剤に5-FUという薬がありますが、キチンキトサンといっしょに摂取すると、5-FUの濃度が低い状態でも、長い時間、血液中に存在する傾向が確認されているのです。これはどういうことかといいますと、副作用は抑えながら、長い時間ゆっくりと抗ガン剤の効果が持続するということです。

抗ガン剤治療を行ないますと、ガン細胞をやっつける威力はあるものの、正常な細胞も攻撃されてしまうため、脱毛や下痢、免疫力低下などの副作用が現れることが多くあります。

この副作用のせいで患者さんのクオリティ・オブ・ライフが低下してしまうことが抗ガン剤治療の大きな難問なのですが、これらの副作用が抑制されて、しかも抗ガン剤の効果はそのままというのは、ガン治療の現場ではたいへん画期的なことなのです。

これは、キチンキトサンが、プラスの電子を帯びている動物性の食物繊維であるという、実に特徴的な性質を持つためではないかと考えられています。実は、5-FUはマイナスの電子をおびており、これとプラスに荷電しているキチンキトサンとが結びつくために得られる効果ではないかというわけです。

抗ガン剤の副作用を抑えるばかりでなく、発ガンやガンの転移を防ぐのにも有効とする報告がされています。

●いくつもの作用

また、コレステロールを低下させる作用、血圧降下作用も実証されています。さらに、食物繊維の一種ですから、脂肪分を吸着して排出する働きや整腸作用もありますし、アレルギーや血行障害、不眠症などにも効果があったとする報告があります。

3 シイタケ

免疫増強作用に加え、正常な細胞には害を与えずガン細胞だけを自殺させるという素晴らしい働きのあるシイタケ菌糸体も、強力なガン抑制食品です（168ページ参照）。

シイタケ菌糸体に含まれているベータグルカンが主に働いているとされています。

このほか、アガリクス（166ページ参照）にも、ガンを抑える働きがあることが知られています。

《参考文献》

高齢者の心と身体　折茂肇、近藤喜代太郎　日本放送出版協会
老化予防食品の開発　吉川敏一・監修　シーエムシー
決定版　健康食品バイブル　西崎統・監修　主婦と生活社
ビタミン&ミネラルバイブル　辻村卓・監修　女子栄養大学出版部
ブレイン・ブースター　B・ポッター、S・オルファーリ　オークラ出版
栄養生化学療法とサプリメント　浅間郁太郎　四海書房
〈ドイツ〉イチョウ葉エキスはなぜ、「痴呆」によいのか　旭丘光志　現代書林
続・野菜の色には理由がある　石黒幸雄、稲熊隆博、坂本秀樹　毎日新聞社
健康食・からだになぜいいの？　ゴマ　並木満夫、福田靖子・監修　日本放送出版協会
よく効くニンニクの神秘的薬効　永井勝次　近代文芸社
プロポリスでガンに克つ　菅野光男　現代書林
抗酸化食品が体を守る　板倉弘重　河出書房新社
あなたに足りない肝臓食　板倉弘重　青春出版社
飲んで治す「高血圧」の特効食　板倉弘重　青春出版社
シリーズ健康の科学7　キチン・キトサン健康読本2　東洋医学舎
日経ヘルス　日経BP出版センター
暮しと健康　保健同人社

著者紹介

板倉 弘重（いたくら　ひろしげ）

1936年、東京生まれ。医学博士。東京大学医学部卒業後、カリフォルニア大学心臓血管研究所に留学。東大医学部助手、講師を経て、国立健康・栄養研究所臨床栄養部長。現在は、同研究所名誉所員のほか、御成門クリニック院長として診療も勤める。また本年から、茨城キリスト教大学教授。著書に『「高血圧」の特効食』、『あなたに足りない肝臓食』（いずれも小社刊）など多数。

ヒトの遺伝子情報（ゲノム）解読を筆頭に、近年めざましく進む、バイオ技術と生命科学。それは私たちの老化や寿命の謎にも迫り、新たな「不老」と「長寿」の可能性を導きだした！　本書は、その最先端の成果をもとに、国内はもとより欧米でも注目を集める食品を厳選した、“21世紀の長寿食バイブル”である。

頭《あたま》の老化《ろうか》に効《き》く食品《しょくひん》
体《からだ》の老化《ろうか》を止《と》める食品《しょくひん》

2001年1月1日　第1刷

著　　者　板《いた》倉《くら》弘《ひろ》重《しげ》

発 行 者　小澤源太郎

発 行 所　株式会社　青春出版社

東京都新宿区若松町12番1号〒162-0056
振替番号　00190-7-98602
電話　編集部　03(3203)5123
　　　営業部　03(3207)1916

印　刷　錦明印刷　製　本　誠幸堂

万一，落丁，乱丁がありました節は，お取りかえします。
ISBN 4-413-03239-X　C0047

全国の親必読！
就職テクニックこの裏ワザでいけ
安重《あんじゅう》千代子
1100円

知ってはいけない!?
世間の裏㊙大事典
雑学博士協会［編］
950円

「環境」にも「身体」にも悪いリサイクル社会の危険性とは
「リサイクル」汚染列島
武田邦彦
1400円

イタリアの陽気な食衣住《くらし》
La Vita é Bello
渡辺怜子
1400円

大人の女の迷い方・見つめ方・羽ばたき方
30歳はセカンド・バースディ
水野麻里
1100円

青春出版社の四六判シリーズ

〝心のバブル〟はこうして解きなさい
モノの捨て方で人生が変わる
川北義則
1400円

ハプスブルク家 悲劇の繁栄
加瀬俊一
1500円

介護保険時代の知恵と技〈新常識〉
在宅介護 これならもっとラクになる
片山蘭子
1100円

47都道府県人の謎と不思議
「県民性」やっぱり！大事典
ハイパープレス
1100円

60億人が頭をひねる
㊊ヘンな疑問大事典
雑学博士協会［編］
1200円